U0746211

金匮要略杂病浅说

秦伯未 著

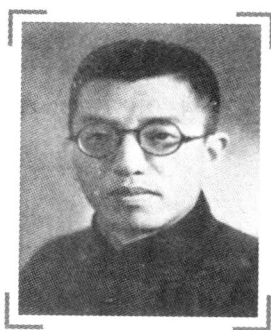

中国医药科技出版社

内 容 提 要

　　本书是秦伯未老先生的代表性著作之一，该书原在1957年中医杂志连载，所列的病类分为痉病、湿病、暍病、中风、虚劳病、消渴病、黄疸病、妇科疾病等38种。秦老按照《金匮要略》原文分门别类列举证治，并加以简明扼要的解释，同时依据其本人的诊疗经验，列出对各病的治疗方法及所用方药。本书对于临床医生、中医院校学生及中医爱好者具有较高的参考价值。

图书在版编目（CIP）数据

　　金匮要略杂病浅说 / 秦伯未著 . —北京：中国医药科技出版社，2014.5（2024.7重印）.
　　（秦伯未医学全书）

　　ISBN 978-7-5067-6650-0

　　Ⅰ. ①金…　Ⅱ. ①秦…　Ⅲ. ①《金匮要略方论》–内科杂病–研究　Ⅳ. ① R222.3 ② R25

　　中国版本图书馆 CIP 数据核字（2014）第 019925 号

美术编辑　陈君杞
版式设计　郭小平

出版　中国医药科技出版社
地址　北京市海淀区文慧园北路甲 22 号
邮编　100082
电话　发行：010-62227427　邮购：010-62236938
网址　www.cmstp.com
规格　710×1020mm $^1/_{16}$
印张　7
字数　75 千字
版次　2014 年 5 月第 1 版
印次　2024 年 7 月第 4 次印刷
印刷　大厂回族自治县彩虹印刷有限公司
经销　全国各地新华书店
书号　ISBN 978-7-5067-6650-0
定价　**21.00 元**

本社图书如存在印装质量问题请与本社联系调换

———◆ 秦伯未医学全书 ◆———

著　　秦伯未

辑　　吴大真　　王凤岐　　王　雷　　范志霞

工作人员

　　　吴大真　　王凤岐　　王　雷　　范志霞

　　　李禾薇　　马　进　　郭新宇　　陈丽云

　　　周毅萍　　王丽丽　　胡　蓉　　杨艳卓

　　　孙增坤　　秦　淼　　李剑颖　　杨建宇

　　　马石征　　丁志远　　杨奇君　　张　霆

　　　丘　浩　　王博岩　　李　宁　　李书辉

　　　李　顺　　熊世升　　张贺翠　　阮建萍

　　　史宝刚　　史惠萍　　苗俊媛

秦伯未先生是著名的中医学家、中医教育家，他学识渊博，医术精湛，著述宏富，堪称中医界泰斗级人物，在中国近现代中医学史上有着重要的地位。他在中医教育、临床实践、中医科学研究以及中医工作发展等诸多方面都作出了杰出贡献。

自20世纪80年代后，随着时代的发展进步，秦伯未先生在中医学发展史中的地位再次被凸显出来，随之而来，撰述秦氏生平事迹和中医学术思想的文章越来越多，我们虽先后写过一些回忆和纪念性文章，但总觉未能尽其心言，此次我们重辑秦老相关文章、医学稿件成一大集，自觉又为秦伯未研究及中医药研究添砖加瓦。此篇琐记，多为我们承学师门之时记录的一些鲜为人知的资料。藉此机缘，兹录于此，望能为后学全面了解秦氏一生提供些细小而真实的资料。

一、秦老一生钟爱荷花

秦老名之济，字伯未，号谦斋。生于一九零一年农历六月十六日，上海浦东陈家行（又名陈行镇）人，因为他是辰时生人，所以每年生日的这一天，他都起得很早，清理他一年来的文章、读书笔记之类文字。这天，全家都陪同秦老吃些清淡的素食，到了晚上秦老总要写上一首小诗用以自勉，他常吟诵的一句"六月荷花生生日"，也经常出现在秦老自作的书画之中。秦老一生喜爱荷花，在小诗中多有对荷花"濯清涟而不妖"的赞誉，并以此寄托自己的追求。为了纪念他对荷花的钟爱，在我们的建议下，1981年元月人民卫生出版社第四次再版的《中医入门》及日文版的《中医入门》均以荷花图案为封面。

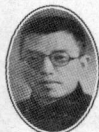

二、秦老家事琐记

秦老生于轩岐世家，其祖父秦笛桥，名乃歌，号又词，是清代末年的江南才子，以文著名，曾著有《玉瓶花馆丛稿》、《俞曲园医学笔记》等，医术亦精。秦老说，其祖父是"工诗古文辞，以余事攻医，活人甚众"。所以，在秦老编纂的《清代名医医案精华》一书中，曾选辑笛桥先生的医案31例（全部登载于本丛书中的《秦伯未医案讲习录》中，作为附篇）。

秦老的父亲识医学、不业医，不幸在秦老16岁时父亲去世。

秦老读了几年私塾，髫龄即博览医书，自承家学，于1920年拜师孟河学派大师丁甘仁门下，成为丁氏弟子中的佼佼者。

秦老于1933年与乔氏佩珩结婚，生有五个子女，第四、五子女夭折，余一男二女，男孩取谦斋一字，名之小谦，女孩取乔氏各一字，名小佩、小珩。抗日战争胜利后于1945年与乔氏分居。于1947年与王联璧相识，当时秦氏家族不满秦老与王氏的交往，迟至1950年3月26日秦老才正式与王氏结合，当时暂住北京翠花胡同，并在北京翠花楼饭庄待客三桌，在京的中医界名流，施今墨、孔伯华、肖龙友、赵树屏、袁鹤侪等出席祝贺。在北京住了三个月后返回上海，自此以后秦老一直与王氏一起生活，直至去世，与王氏没有子女。秦老对于乔氏及子女多有来往并给予生活补贴。

三、秦老受聘来京

解放后秦老在上海第十一医院工作。1953年，当时中华人民共和国卫生部副部长郭子化先生，代表部领导到秦老家做工作，请他到卫生部任中医顾问，秦老因久居南方不愿北上，郭子化副部长几乎每天晚上都到家做说服工作，组织的信任，领导的说服，秦老只好答应下来。到北京后住在鼓楼西大街卫生部宿舍。

1956年，北京中医学院在东直门海运仓正式成立，为在学院任教及在学院附属医院工作方便之故，遂由卫生部宿舍搬到东直门内的学院宿舍，即现在中国中医科学院北门向西五六十米左右的地方。王联璧随之来京后，在街道工作，到1959年，卫生部领导与王氏谈话："为了秦老更好地工作，照顾好秦老的生活和身体就是你的工作。"从此，王氏辞退了工作，一直为秦老料理家务，照顾秦老的日常生活，成为难得的老伴。

1963年3月4日，北京中医学会举行宴会欢迎来京参加研究院工作的名老中医，秦老即兴作诗一首：

> 祖国相召唤，欣然来古京。
>
> 一时逢盛会，四座皆知名。
>
> 赵董推先觉，袁施属老成。
>
> 举杯无限意，期待展平生。

秦注：赵指赵树屏，时任北京中医学会主任委员。董指董德懋，时任中医杂志主编。袁是袁鹤侪，施是施今墨，袁施二老为北京的名老中医，虽年事已高，仍参加医院工作。

四、秦老去世前后

1964年由中央安排秦老住在解放军301医院进行全面体验，结果是"健康"，各项指标正常。文革后，家被抄，被赶住在中医学院工字楼，即现北京中医药大学附属东直门医院东门向西500米处。9平米左右的房间，窗户向西，因而终日不见阳光。

1967年秦老患大叶性肺炎，依然整天被批斗，不能得到及时治疗，加之王氏因家庭出身是地主成分，属五类份子（地主、富农、反革命、坏分子、右派）被赶回原籍，秦老一人在京身边无人照顾，当时王凤岐母亲、姐姐等住在朝阳门外吉市口，距离东直门不算远。王凤岐母亲、姐姐在自己经济并不宽裕的情况下，省吃俭用，为秦老做些营养品、补品。王凤岐的外甥们史惠萍、苗俊媛、史宝钢等因学校停课，故能经常徒步给秦老送饭。秦老亦能在被斗之余徒步去王凤岐母亲家走走，每两、三个星期，由吉市口胡同的剃头老师傅理理发，聊聊天，下下棋。

1968年3月9日，王凤岐、吴大真的儿子王雷出生并成长在在吉市口奶奶家。秦老更是拖着病体，但心情愉快地来看看孩子。在1968年的一次看病过程中发现肺部有癌变，至1969年12月初病情加重，行动不便，王氏被召回北京照料，到1970年元月秦老已经卧床不起。元月27日晚八时，秦老在原东直门医院（即现在中国中医科学院北门东面的红楼）内科病房，心脏停止了跳动，一代名师就这样走了。后骨灰盒被放在北京八宝山烈士公墓四室、副四、27号与著名老中医施今墨、方石珊等人同在一室。

当时，上海张赞臣张老先生曾写过一篇纪念文章，投给"健康报"准备发表，因种种原因未能发表。健康报于1979年7月29日选登了秦老1957年2月8日曾在"健康报"上发表过的一篇文章"从相嫉到相亲"，并刊登了

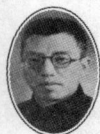

张恩荣同志的"重读其文如见其人——怀念秦伯老"的纪念文章。

五、秦老的生活喜好

秦老喜欢饮酒，但酒量不大，也不酗酒，每晚都会饮上一二两，有时午饭也喝上一两盅，最爱喝五粮液，文革中常去王凤岐家，但没有五粮液，只好喝北京二锅头，也很高兴，但他绝不喝"薯干酒"，他说，这种酒，喝完头痛。吃菜喜欢清淡，不喜欢油腻，但很喜欢用猪头肉下酒，每餐有一两个小凉菜最好，食量不大，喜欢有些蔬菜和豆制品。在水果中最爱吃梨，他说梨的养阴生津的力量强于任何中药，特别是"莱阳梨"松软香甜，非常可口。1959年9月7日的北京晚报上曾发表过秦老写的一篇颂梨的文章"梨"（登载于本丛书中的《秦伯未增补谦斋医学讲稿》中第32篇文章）秦老很喜爱喝茶，不太爱喝老北京的茉莉花茶，只爱喝较浓的"碧螺春"，他常说"这是康熙皇帝命名和爱喝的茶"。

秦老嗜烟，每天大概两包左右，在文革生活小日记中，可以看出，每天必有二包烟的记录，当然，他自己也说"我是在云雾里生活的人，纸烟的烟盒是我记录学习心得的卡片"。但看到他最后罹患肺癌，不能说不与此有关，烟还是少吸甚至不吸为好。

秦老对于诗书棋画也很善长，他的诗书画在中医学界早有盛名，可谓人人皆知。善于棋，知者较少，他对围棋、象棋都有较高棋术。文革中如遇王凤岐回京，或王凤岐父亲、吴大真父亲来京时，经常陪秦老下棋、聊天、解闷，每每于饭后手谈一二。秦老在1968年7月2日给王凤岐、吴大真的信中，有一段话写得很精采，他说："你们什么时候能回来，全家都在盼望，回来时当好好讨论讨论后再下它三盘。我认为下棋是一种斗争艺术，如果出动大批人马，只想将死人家，而不顾自己内部空虚，经不起反击便会一败涂地。这也和治疗这类病一样（指秦老病后医生开的药），既要压制病症，又要考虑病人的体力。否则仅仅几剂普济消毒饮，非但没有把病症减轻，却弄得食呆、便溏……"

秦老在这里似乎讲的是棋术，其实他在谈医道呀。

六、秦老难忘难找的照片

1950年代，毛泽东主席在北京怀仁堂接见全国100多位各行各业的专家时，秦老作为中医界的代表出席，他曾有两张与毛泽东主席合影的照片，一张是与毛泽东主席握手，周恩来总理在旁微笑着看他。一张是与毛泽东主席在宴会同坐一桌。这两张照片，他一直珍藏着，在文革中这些相片也被抄走了。与周恩来总理的交往更多。在1950年代的一次全国政协会议上，周恩来总理看到秦老拿着一把扇子，上面是秦老画的荷花，周恩来总理说："秦老，你画的写的都很好，可以与书法家和画家比美了。"秦老忙说："不敢不敢，总理过誉了"。周恩来总理微笑着调侃地说："能不能给我画一把"。秦老兴奋地说；"如果总理不嫌弃的话，我一定献丑献丑"。二人相互微笑了一下。周恩来总理说："好，好，在此我先谢了"。回家后秦老用了一周时间，画了一副水仙扇面并题词，赠予周恩来总理。周恩来总理收到后，回执说谢谢，并有题词："杏林春意暖"，回赠秦老，可惜秦老珍藏的周恩来总理题词，在十年动乱中也被付之一炬。每当提及此事，秦老只是微微摇头为之一叹。

1963年周恩来总理曾多次派专机送秦老去上海为柯庆施、刘亚楼等领导诊病。

在文革时期，北京曾先后搞过多次疏散人口。北京中医学院绝大多数的老中医都被下放出京，秦老被下放河北石家庄，当周恩来总理得知后，通知卫生部：秦老不能下放，必须留在北京。秦老多次与我们谈及此事，总是十分动情地说：感谢总理，在那么复杂的形势下还想着我……。

秦老与董必武、林伯渠、王震、陈毅等中央领导同志，与吴晗、邓拓、廖沫沙、夏衍、田汉等同志都有很多的交往。

在国际上，秦老曾两次去苏联给米高扬的夫人治疗血友病，取得很好的效果。米高扬的夫人是列宁的孙女。还数次去蒙古人民共和国为乔巴山主席诊病。

以上这些交往的珍贵照片都在十年动乱中付之一炬，可感可叹。

编者
2014年1月

立雪琐记——代序

　　秦伯未秦老在给我们的家信中、和我们多次谈话时都反复地说："我有两个心愿没有完成,一是金元四大家里有宝藏可以发掘,很想把它结合起来,去芜存精;二是把所有外感病的理、法、方、药整理为一篇,打破一切派别。这工作对整理提高中医学有很大作用,比研究一个病要强得多,现在环境逼人,无法再进行。只能与你们作为谈话资料了。目前所见,正是凤岐所说,不用政治挂帅,不专研学术,很难提高业务水平。"

　　根据秦老所嘱,本集我们选择了秦老的《金匮要略简释》。该书原在1957年中医杂志连载,题名《金匮要略杂病浅说》。连载9个月后又经过整理由人民卫生出版社出版,名为《金匮要略简释》,秦老说,还是杂志上讲得比较透彻。故本书我们仍选《金匮要略杂病浅说》原文。

　　本书还选有1923年秦老写的几篇有关伤寒、温病及金元四大家的文章:《评伤寒温病之争》、《温病条辨分三焦立论》、《金元四大家学说之研究》以供学习参考。

　　其实,秦老在他的许多著作中,都十分灵活而巧妙地引证或发挥他对于《伤寒杂病论》和温病的真知灼见。例如,在秦老的《浅谈辨证论治》一文的"张仲景的病脉证治"一节中,他说:辨证论治的方法,在《内经》里说得非常透彻,张仲景接受了《内经》的思想指导,在《伤寒论》的序里说:"勤求古训,撰用素问",故《伤寒论》和《金匮要略》的基本精神就是辨证论治。《伤寒论》篇首的标题都作"辨某某脉证并治",《金匮要略》都作"某某病脉证并治",就不难理解了。

　　张仲景在辨证论治上的特殊贡献是,明确地提出阴、阳、表、里、寒、热、虚、实八个类型,后人称为八纲。它的重要意义是先把阴阳分为正反两方面,从表里两方面来测定病的深浅,从虚实两方面测定病的强

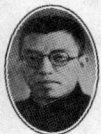

弱，从寒热两方面来测定病的性质，故阴阳是八纲中的纲领。仲景的辨证方法是极为可贵的，他对四诊也非常重视，在辨证论治中必须强调配合四诊，若离开四诊专谈症状，不可避免地会产生片面的错误。

秦老晚年，他有一个比较宏大的学术研究整理的思路：在中医传统流派的特色之上建立更符合现代教学、科研、临床应用的中医各学科体系。比如，秦老曾讲：能否把"伤寒"、"温病"合为一家，搞出一个"中医外感学"呢？这比一方一病的总结要重要得多。金元四大家的学说中有很多宝藏，应当认真地学习研究，把他们综合起来，发展成为中医学术中一个系统整体的体系。果真如此，当对中医学的发展具有十分重要的意义。

时至今日，秦老的想法还没能落实，也算是给我们这些中医药继承者的一个课题吧！

整理者
2014年1月

引　言

　　学习张仲景的《伤寒论》，主要是学习他的辨证论治方法。懂得了基本法则，不但全部伤寒论容易会通，阅读其他医书也容易迎刃而解。《伤寒论》最可宝贵的地方就在于此。《金匮要略》叙述四十多种杂病，比较分散，没有系统可寻。但其辨证论治的诊疗规律还是一致的，并因此可以看到《伤寒论》方剂的灵活运用。故《伤寒论》和《金匮要略》虽然是两部书，一治外感病，一治杂病，应该保持密切联系。

　　《金匮要略》里叙述的内科、外科和妇科等疾患，在应用上显然是不够的。通过历代医家的不断研究，充实了很多内容，这些补充材料散见在各家集子里。我们钻研的时候，要理解它的实质和精神，同时也要看到发展的一面，不能仅仅在一证一方上用功夫，正如研究伤寒论应该和后世的温病学说结合一样。只有这样，才能扩大《金匮要略》的证治范围，且在无形中消除经方派和时方派的不正确观点，这是一方面。另一方面，张仲景接受了《内经》的理论指导，我们学习《内经知要》之后，必须时常加以回顾。《内经》不是纯理论性的，有它事实的根据，再通过《金匮要略》的临床实践，正好体会中医学术是怎样从实践到理论，从理论再到实践的。有些人非议中医只有经验无理论，有些中医自己还硬把《内经》和《伤寒论》、《金匮要略》分割成两个系统，这是绝对错误的看法。

　　《金匮要略》的注释过去有50多家，多数是采取逐条笺注形式。本文就我个人最近温习体会所得，并结合20年前教授及门弟子的经验，仅就疾病方面分类写出。由于争取公余时间，并缺乏参考资料，当然是极不充分而且极其浅陋的。希望读者们随时把不同意见提出，自当虚心地接受，作进一步的修正。

CONTENTS

目 录

痉 病

　　痉原文作痓，痓音翅，据广雅注是恶的意思，和本症不符合，巢氏病源和千金方都作痉，后来也有好多人疑是痉字传写错误，本人亦同意改为痉字，以归一致。痉是一种症状，主要现象为不柔和的背强反张。在内经上早有记载，如说："诸痉项强，皆属于湿"，"诸暴强直，皆属于风"和"风痉身反折，先取足太阳"等，不仅说明了痉病的症状和原因，还指出了治疗途径。"金匮"依据"内经"的理论，定出方药，并补充病因和预后，没有异样。兹将原文13条试作如下的排列：

1. 脉证

　　"病者，身热足寒，颈项强急，恶寒时头热、面赤、目赤，独头动摇，卒口噤，背反张者，痉病也。……"

　　"夫痉脉按之紧如弦直，上下行。"

2. 治疗

　　"太阳病发热无汗，反恶寒者，名曰刚痉。"

　　"太阳病无汗而小便反少，气上冲胸，口噤不得语，欲作刚痉，葛根汤主之。"

　　"太阳病发热汗出，而不恶寒者，名曰柔痉。"

　　"太阳病其证备，身体强，几几然（几音如，小鸟学飞貌），脉反沉迟，此为痉，瓜蒌桂枝汤主之。"

　　"痉为病，胸满口噤，卧不着席（形容角弓反张）脚挛急，必齘齿（咬牙切磋有声），可与大承气汤。"

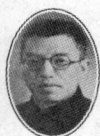

3. 原因

"太阳病发汗太多，因致痉。"

"夫风病下之则痉，复发汗必拘急。"

"疮家虽身疼痛，不可发汗，汗出则痉。"

4. 预后

"太阳病发热，脉沉而细者，名曰痉，为难治。"

"暴腹胀大者为欲解，脉如故（指浮缓），反伏弦者痉。"

"痉病有灸疮（因火灸而发生的疮，叫作灸疮），难治。"

这样排列，可以明显地看出痉病的主要脉证。在此脉证上兼太阳伤寒证的用葛根汤，兼中风证的用瓜蒌桂枝汤，兼阳明实证的用大承气汤。不仅层次井然，而且与伤寒论的辨证论治基本相同。接着，把临症所接触到的病因和预后朴实写出，理由也是一贯相承的。

痉症发生，都属热性病范围，故金匮的三个方剂，都以退热为原则。热性病何以会造成痉症？因高热使津血枯燥，不能营养筋脉，即破坏内经"精则养神，柔则养筋"的生理所造成的病变。故仲景用葛根和瓜蒌取其生津，危急时用大承气汤取其急下存阴。后世医书在这基础上立论，如《三因方》上说："原其所因，多由亡血，筋失所荣，故邪得袭之。"《景岳全书》上说："筋脉拘急故反张，血液枯燥故筋挛。"从而逐渐转向清热养阴一途，成为治痉的常法。特别是在温热病多防痉厥，治痉之方亦最多，《温病条辨》的二甲复脉汤（生地、白芍、麦冬、阿胶、麻仁、炙甘草、牡蛎、鳖甲）、三甲复脉汤（二甲复脉汤加龟板）、小定风珠（鸡子黄、阿胶、龟板、童便、淡菜）和大定风珠（白芍、阿胶、龟板、生地、麻仁、五味子、牡蛎、麦冬、炙甘草、鸡子黄、鳖甲）等，都为高热伤阴成痉而设。当然，痉病有外感症状，还是要给予透泄机会，兼有神识昏迷的，并宜加入芳香开窍。《温病条辨》在解儿难里又说："风温痉宜用辛凉正法，轻者用辛凉轻剂，重者用辛凉重剂如银翘散、白虎汤之类。伤津液者加甘凉，如银翘（散）加生地、麦冬，玉女煎，以白虎合冬地之类。神昏谵语兼用芳香以开膻中，如清宫汤、牛黄丸、紫雪丹之类。"这意味着古今方剂虽有改变，用药的法则还如同一辙。

本人对于金匮痉病方，除葛根汤在外感症项背强痛和头痛较剧的使用有效，并有时在一般疏风剂内加入葛根亦能取效外，其他缺乏经验。但从金匮上认识到痉病的成因有两种：一种是六淫侵袭化燥化风，即金匮所立的治法；一种是由多种疾病使津血枯燥所造成，即金匮所指的各项坏症。后者的痉病不能和外感痉病相提并论，尤其后人所说痉厥多属于后者的病变，故极少用辛温的麻桂剂，张介宾曾说："中风之痉，必年力衰残，阴之败也；产妇之痉，必去血过多，冲任竭也；溃疡之痉，必血随脓化，营气涸也；小儿之痉，或风热伤阴为急惊，或吐：泻亡阴慢惊，此虽不因误治，而总属阴虚之症"，都是指后者一类。可知金匮方并不概括一切痉病，必须审证求因，适当使用。同时体会到，金匮所说痉病是疾病过程中的一症候，凡看到背强反张，口噤不开，都当作痉。所以有人附会某症是脑脊髓膜炎，某症是恶性脑脊髓膜炎，也有拘泥疮家二字就当作是破伤风症，从而认为破伤风症非葛根汤所能治，脑脊髓膜炎的实证可用承气汤一下而愈。我以为中医治病，还是从中医理论实际出发，积累病例，肯定疗效，强作解人，目前大可不必。

痉病

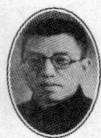

‖ 湿 病 ‖

内经论湿，曾说："因于湿，首如裹"；又说："伤于湿者，下先受之"；又说："地之湿气，感则害人皮肉筋脉"；又说："湿胜则濡泻"。说明湿为六气之一，有天气和地气之分，感受致病，有在上、在下、在表、在里的不同，一般称作外湿和内湿。虽然没有提出具体治法，但在上在表者宜疏散发汗，在下在里者宜芳化渗利，意在言外。依据内经的说法来研究金匮，可将证候先作如下分类。

1. 在上

"湿家病身疼发热，面黄而喘，头痛鼻塞而烦，其脉大，自能饮食，腹中和无病，病在头中寒湿故鼻塞，内（同纳）药鼻中则愈。"

2. 在表

"太阳病，关节疼痛而烦，脉沉而细者，此名湿痹。"

"湿家身烦疼，可与麻黄加术汤发其汗为宜，慎不可以火攻之。"

"病者一身尽疼，发热日晡所剧者，名风湿。此病伤于汗出当风，或久伤取冷（贪凉的意思）所致也，可与麻黄杏仁薏苡甘草汤。"

"风湿脉浮，身重汗出恶风者，防己黄芪汤主之。"

"伤寒八九日，风湿相搏，身体烦疼，不能自转侧，不呕不渴，脉浮虚而涩者，桂枝附子汤主之。若大便坚，小便自利者，去桂加白术汤主之。"

"风湿相搏，骨节疼烦，掣痛不得屈伸，近之则痛剧，汗出短气，小便不利，恶风不欲去衣，或身微肿者，甘草附子汤主之。"

3. 在里

"湿家之为病，一身尽疼，发热身色如熏黄也。"

再从治疗大法来分：

1. 正治

"风湿相搏，一身尽疼痛，法当汗出而解。值天阴雨不止，医云此可发汗，汗之病不愈者何也？盖发其汗，汗大出者，但风气去，湿气在，是故不愈也。若治风湿者发其汗，但微微似欲出汗者，风湿俱去也。"

"湿痹之候，小便不利，大便反快，但当利其小便。"

2. 误治

"湿家其人但头汗出，背强欲得被复向火，若下之早则哕，或胸满小便不利，舌上如胎者，以丹田有热，胸中有寒，渴欲得饮而不能饮，则口燥烦也。"

"湿家下之，额上汗出，微喘小便利者死，若下利不止者亦死。"

很明显，金匮所载湿病，表证占极大比重，也就是偏重在外湿方面。外湿之伤于上者，即感受雾露之邪，晓行雾中，往往头胀鼻塞，内服辛夷消风散（辛夷、细辛、藁本、白芷、防风、川芎、升麻、甘草、木通）甚效。仲景但云纳药鼻中，并不出方，可能也是辛散一类的药物，查千金方有鼻塞脑泠方（用辛夷、细辛、通草、甘遂、桂心、川芎、附子研末蜜丸、绵裹纳鼻中），又有鼻塞常流清涕方（用细辛、蜀椒、干姜、川芎、吴萸、附子、桂心、皂角酒浸，再用猪膏

湿病

5

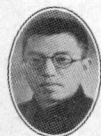

煎熬，绵裹纳鼻中），可作参考。大概前人治鼻塞多取纳药法，故千金方治鼻不利、鼻塞气息不通的共有八方，只有二方内服，一方灌滴，其余五方都为纳药。惟多数金匮注家均引瓜蒂散，我嫌其意义不大，提供讨论。

外湿伤表，和感冒风寒一样，先从皮毛而入，故仲景亦称太阳病。凡是外邪郁遏太阳经，都宜发汗，因以麻黄汤为主，但属湿邪而非单纯风寒，则又采取白术（现在处方多用苍术）、薏苡等辅药。一般熟悉，发汗法只能用于表实证，不能用于表虚证，所以仲景所举六方性质并不相同，可分两大类，若干小目。

风湿表实正法
{
轻剂…麻杏薏甘汤
重剂…麻黄加术汤
}

风湿表虚变法
{
益气行湿…防己黄芪汤
助阳化湿…甘草附子汤
温经散湿…桂枝附子汤
和中理湿…白术附子汤
}

湿在里的，多有内脏病征，发黄仅其一例。身色如熏黄即阴黄证，亦即伤寒论所说："伤寒汗已，身目为黄，以寒湿在里不解。"仲景没有立方，柯韵伯认为可用五苓散甚是。

湿证在临床上最为常见，也以中医最善治疗。由于金匮有"法当汗出而解"和"但当利其小便"两句，多把发汗，利小便为治湿正法。诚然，湿在表者宜汗，所谓"风能胜湿"，湿在里者宜利小便，所谓"治湿不利小便，非其治也"。然而在里湿证上应该补充为：轻在上者宜化，蔻壳、陈皮之属；阻在中者宜燥，半夏、厚朴之属；停在下者宜利，泽泻、车前之属。又：湿为浊邪，宜佐芳香，藿香、佛手之属；湿易凝滞，宜佐理气，枳壳、木香之属；湿性阴寒，宜佐温药，桂枝、生姜之属。后世治湿的方剂众多，错综变化，大要不外乎此。至于湿与热合而成为湿热证，湿邪积聚而变作饮证或水证，不在本病范畴，又当别论。

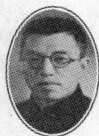

┨ 暍 病 ┠

暍是暑证，夏季暑热伤人都从外受，故仲景冠以太阳二字。或称中暍，或称中热，仅仅是名词上的不同。暑证并不复杂，内经说："先夏至日为病温，后夏至日为病暑"，可知发病时期只在炎夏，暑证的性质不离乎热。它的特点，在于外感多实证，独伤暑多兼虚象。原因是夏季炎热，使人多汗，体内气阴不足，从而脉症上常显示出虚弱现象。最明显的如仲景所说"其脉弦细芤迟"，弦细芤迟四种脉象不能连讲，可能是或见弦细，或见芤迟。然而热证不见浮大滑数的阳脉，而反见弦细芤迟的阴脉，可以体会到暑邪极易伤气伤津，不能与一般热证并论。如果引用内经"脉虚身热，得之伤暑"来说，理论还是一致的。正因为邪热体虚，故仲景用白虎之清，又用人参之补，成为中暍的主方。必须说明，金匮的中暍是一种伤暑，不同于后世所说的中暍，后世所说的中里里外暍是：夏日远行，忽然头痛壮热，汗出大渴，无气以动，昏晕闷倒。即《巢氏病源》所说："夏月炎热，人冒涉途路，热毒人内，与五脏相并，至阴气猝绝，阳气暴壅，经络不通，故奄然闷绝，谓之暍。"故后世的中暍症，当用苏合香丸和来复丹急救，等待醒后再用清暑之剂，不能与金匮中暍混为一谈。

夏令炎热，人多贪凉，所得疾患，并不限于热证。金匮上说："太阳中暍，身热疼重而脉微弱，此以夏月伤冷水，水行皮中所致也，一物瓜蒂汤主之"，即指夏季的寒证。由于夏季寒证的变化比热证较多，故后来对于夏季寒证的叙述也比热证较多。大概外感阴凉，寒热无汗，头疼四肢拘急的，用消暑十全散（香薷、扁豆、厚朴、紫苏、白术、赤苓、藿香、木香、檀香、甘草），内伤瓜果生冷寒湿，腹痛吐泻的，用藿香正气散（藿香、紫苏、白芷、大腹皮、茯苓、白术、陈皮、半夏、厚朴、桔梗、甘草、姜、枣）。此外，有香薷饮（香薷、厚朴、扁豆、黄连）、六和汤（香薷、人参、半夏、杏仁、藿香、厚朴、砂仁、甘草、扁豆、赤苓、木瓜、姜、枣）、大顺散（干姜、杏仁、肉桂、甘草）、冷香饮子（附子、草果、橘红、甘草、姜）、二香饮（香薷、香附、苏叶、苍术、陈皮、厚朴、甘草、扁豆、木瓜、葱、姜）等方剂，多为夏季寒证而设。看了这些方剂，感觉到仲景用一物瓜蒂散治夏月伤冷水不够恰当。《医宗金鉴》主张改用香薷饮和大顺散，有它发展的一面，值得注意。

暍
病

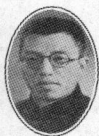

百合病

　　百合病因用百合为主药得名，可以说是百合证。我曾经怀疑仲景对于这种病症可能日寻不到原因，所以没有定出正确的病名。观《金匮》叙述症状："意欲食复不能食，常默然，欲卧不能卧，欲行不能行，饮食或有美时，或有不欲闻食臭（即气味）时，如寒无寒，如热无热，口苦小便赤，诸药不能治，得药则剧吐利，如有神灵者，身形如和，其脉微数。"只有口苦、小便赤、脉微数等比较可供诊断，其他似病非病，诚如尤在泾所谓"全是恍惚去来，不可为凭之象"。若从现在来说，近似神经衰弱症的一种，在当时既然没有神经发现，把一切神经官能症分配在各个经脏，很可能难于定出适当的总的病名。考千金方："百合病者，皆因伤寒，虚劳大病以后，不平复，变成斯症。"《医宗金鉴》说："伤寒大病之后，余热未解，百脉未和，或平素多思不断，情志不遂，或偶触惊疑，猝临境遇，因而形神俱病，故有如是之现象。"倘把这两条记载综合起来，可以指出百合病的原因：一部分是病后体弱不复；另一部分是由于精神刺激。故主要病情为阴虚内热，精神不安定，仲景说："百合病不经吐、下、发汗，病形如初者，百合地黄汤主之。"当为百合病的主方，百合地黄汤仅用百合补虚清热、生地黄养血凉血，是一个极其清淡的方剂。我深深体会到类似这类虚证，用重剂刺激往往引起反应，急切求功也会引起其他病变。常见有人治神经衰弱，动手便是大剂人参、熟地、麦冬、当归、龙骨、牡蛎，方虽对路，服后胸闷食呆，腹痛便溏，反而加重心悸失眠，精神极度紧张，都是不从全面考虑问题的缘故，也反映了仲景治病的细心周匝。所以学习仲景著作，不是呆板地牢记方药，主要是体会其如何辨证，如何施治，大法在握，自然左右逢源了。

正因为此，我认为本文里最重要的一节是："百合病见于阴者以阳法救之，见于阳者以阴法救之，见阳攻阴，复发其汗，此为逆，见阴攻阳，乃复下之，此亦为逆。"这里所说阳法救阴，阴法救阳，即内经所说"用阳和阴，用阴和阳"，也就是王冰所说"益火之原，以消阴翳；壮水之主，以制阳光"的意思。凡证实体实，可以从正面直折，证虚体虚，必须照顾其反面。故热证为阳，虚热便为阴虚，养阴则热自退，误当实热发汗，更伤其阳了，相反地寒证为阴，虚寒便为阳虚，扶阳则寒自除，误当实寒攻下，更伤其阴了。仲景因百合病而提出虚证的治疗法规，在中医理论上是颠扑不破的。

百合病的方剂有7首之多，除百合地黄汤外都是随症配伍，例如：发汗后用知母润燥止汗；下后用滑石利尿，代赭石涩大便；吐后用鸡子黄养胃止呕；又如口渴的用瓜蒌生津，牡蛎除烦，不难理解是治标的方法。后来医书上百合病的病例并不多见，兹节录张氏医通载治孟端士太夫人一案聊供参考："虚火不时上升，自汗不止，心神恍惚，欲食不能食，欲卧不能卧，口苦小便难，溺则洒淅头晕。自去年迄今，历更诸医，每用一药，辄增一病，用白术则窒塞胀满，用橘皮则喘息怔忡，用远志则烦扰哄热，用木香则腹热咽干，用黄芪则迷闷不食，用枳壳则喘咳气乏，用门冬则小便不禁，用肉桂则颅胀咳逆，用补骨脂则后重燥结，用知、柏则小腹枯瘪，用芩、栀则脐下引急，用香薷则耳鸣目眩，时时欲人扶掖而走，用大黄则脐下筑筑，少腹则觉收愈引，遂致畏药如蝎，惟日用人参钱许，入粥饮和服，聊借支撑。交春虚火倍剧，火气一升则周身大汗，神气欲脱，惟倦极小寐，则汗不出而神思稍宁，觉后少顷，火气复升，汗亦随至，较之盗汗迥殊，其脉微数，而左尺与左寸倍

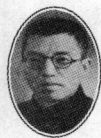

于他部，气口按之似有似无。此本平时思虑伤脾，脾阴受困而厥阳之火尽归于心，扰其百脉致病，病名百合，此证惟仲景金匮要略言之甚详，本文原云诸药不能治，所以每服一药辄增一病，惟百合地黄汤为其专药，奈病久中气亏乏殆尽，复经药误而成坏病。姑先用生脉散加百合，茯神，龙齿以安其神，稍进萸、连以折其势，数剂稍安，即令勿药，以养胃气，但令日用鲜百合煮汤服之。"

狐惑病

《金匮》上说："狐惑之为病，状如伤寒，默默欲眠，目不得闭，卧起不安，蚀于喉为惑，蚀于阴为狐，不欲饮食，恶闻食臭，其面目乍赤、乍黑、乍白，蚀于上部则声喝（一作嗄），甘草泻心汤主之。"狐惑究竟是什么病？历来注家没有明白指出，特别是因"蚀"字而认为虫病，似可考虑。我个人的浅见：狐惑是古代以为出没无常、不可捉摸的东西，狐惑病就是借狐惑来形容这病的变化，"医说"所谓"取象为类，使人易晓"，并无多大意义。所以问狐惑病究竟是什么？应该从"状如伤寒，默默欲眠，目不得闭，卧起不安"上研究，可能是一种热性病。《千金方》说："狐惑由温毒使然也"，可以作为考证。由于热邪内郁，不能透泄，上窜为喉痛，或下窜为肛门疾患，这是并不稀见的症候。用苦参汤洗下部，并用雄黄熏肛门，无疑的是热毒已经走窜后的局部疗法。问题就在是不是用甘草泻心汤能如赵献可所说"不特使中气运而湿热自化，抑亦苦辛杂用足胜杀虫之任"？理论必须结合实际，才能收到效果。

如果同意狐惑病是一种温毒症，那么温毒症当以清热解毒为要。身热不解，默默欲眠，而又目不得闭，卧起不安，显然有热攻烦扰现象。依据《温病条辨》所载温毒上升和湿热下注方剂，内服如：普济消毒饮去升柴芩连（连翘、薄荷、马勃、牛蒡、荆芥、僵蚕、玄参、银花、板蓝根、桔梗、甘草）治上，断下渗湿汤（樗根皮、黄柏、茅术、地榆、山楂、银花、赤苓、猪苓）治下，以及水仙膏（水仙花根剥去老赤皮和根须捣如日膏）和三黄二妙散（黄连、黄柏、生大黄、

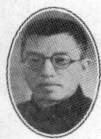

乳香、没药）的外敷，都可作为临床参考必须说明，甘草泻心汤虽有清化湿热作用，但《金匮》方较《伤寒论》方多人参一味、大枣增至十六枚，后人治疗温热病用炙草、干姜、人参、大枣等，一般都很谨慎。故引用《温病》方的动机，不是否定《金匮》治法，而是企图在《金匮》的治疗原则上加以补充，以便随症加减。至于赤小豆当归散，当是蚀于肛门的内服方剂，功能导热和血，故仲景不仅治狐惑，也用治先血后便的近血症。

阳毒、阴毒病

"阳毒之为病，面赤斑斑如锦纹，咽喉痛，吐脓血，五日可治，七日不可治，升麻鳖甲汤主之。""阴毒之为病，面目青，身痛如被杖（形容像打伤），咽喉痛，五日可治，七日不可治，升麻鳖甲汤去雄黄蜀椒主之。"《金匮》论治阳毒和阴毒只此两条，并且没有说明原因。考《巢氏病源》有"伤寒阴阳毒候"和"时气阴阳毒候"等篇，当为时病之一，即后世所说的发斑症。发斑症可以出现两种不同的外候，习惯上把阳斑和阴斑来区别。故过去注家将阳毒和阴毒对立起来，好像阳毒是热症，阴毒是寒症，因而怀疑阳毒用雄黄、蜀椒，而阴毒反去雄黄、蜀椒，于理不合。本人认为这样的看法，反而是不合理的。阳毒和阴毒既然是一种病上所出现的两种不同外候，就不能用热毒和寒毒来划分，从"面赤斑斑如锦纹"来看，阳毒是一种正常的斑症，所说"面目青，身痛如被杖"的阴毒，是体虚不能透发或被寒邪外袭而斑出不透的症候。斑出不透则瘀热壅遏，还是一个阳症，故《巢氏病源》也说："若发赤斑者十生一死，若发黑斑者十死一生"，明确指出了一种病的两个症状。总之，阳毒和阴毒的阴阳含义，不是指寒热，也不是指表里，而是从症候上的表现定出的。时证发斑，多见高热、烦闷不安，甚则狂言谵语，咽喉肿痛，或牙缝渗血，脉象洪数。此时不可发汗，发汗便如火得风，燔灼更烈，也不能用泻下，泻下则热毒内陷，难于透泄。故一般治法，惟化斑汤〔玄参、石膏、犀角（水牛角代）、知母、甘草、粳米〕最为妥善，如毒不能速化，接予阳毒升麻汤〔升麻、犀角、人参、黄芩、射

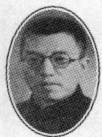

干、甘草〕，热毒过于利害的酌用三黄石膏汤（黄芩、黄连、黄柏、石膏、麻黄、豆豉、山栀、葱白）。倘然发斑期内体力不够，或感受寒凉，往往欲发不发，郁于肌肉之间，斑色由红转紫，以至黑暗不润，面色亦变青白，即所谓阴斑证，但烦躁、口渴、咽痛等热证仍然存在。此时用透发之药不能取效，又不宜过分寒凉，更不得使用温剂，据我个人经验于阳毒升麻汤内重用当归、红花、山甲片、赤芍、紫草等祛瘀和营最佳。所以阳斑、阴斑只是一种热毒，相等于小儿麻疹内陷，虽然红点隐伏，鼻青气喘，决不能用姜附回阳同一意义，仲景只用一方统治倘亦为此。有人谓治阳斑宜清宜下，治阴斑宜温，不免纸上谈兵，望文生训。这也说明了仲景升麻鳖甲汤用升麻、鳖甲、当归、甘草是极其合理的，就是雄黄、蜀椒二味不敢臆断。又《伤寒蕴要》说"有来势急者，发热一二日便出斑，来势缓者，发热三四日而出也"。仲景俱以"五日可治，七日不可治"为期，似亦不可胶柱鼓瑟。

疟　疾

　　以上六种疾患，都属外感的病变和余波，接着叙述疟疾，正
因为疟在古代亦属外感范围。《内经》上说："夏伤于暑，秋为痎
疟"，又说："以秋病者寒甚，以冬病者寒不甚，以春病者恶风，
以夏病者多汗"，又说："夫风之与疟，相似同类，而风独常在，
疟则有时而休者，风气留其处故常在，疟气随经络沉以内搏，故卫
气应乃作。"仲景继承《内经》而来，故大体不变更，例如《内
经》有温疟、瘅疟、寒疟之分，《金匮》也同样分为三类，兹对照
如下表。

内　经	金　匮
1. 温疟——先伤于风，而后伤于寒，故先热而后寒，亦以时作，名曰温疟	1. 温疟者其脉如平，身无寒但热，骨节烦疼，时呕，白虎加桂枝汤主之
2. 瘅疟——但热而不寒者，阴气先绝，阳气独发，则少气烦冤，手足热而欲呕，名曰瘅疟。其气不及于阴，故但热而不寒，气内藏于心而外舍于分肉之间，令人消烁肌肉，故名曰瘅疟	2. 阴气孤绝，阳气独发，则热而少气烦冤，手足热而欲呕，名曰瘅疟，若但热不寒者，邪气内藏于心，外舍分肉之间，令人消烁肌肉
3. 寒疟——寒者阴气也，风者阳气也，疟先寒而后热者，先伤于寒而后伤于风，故先寒而后热也，病以时作，名曰寒疟	3. 疟多寒者，名曰牡（当作牝）疟，蜀漆散主之

　　由于疟疾的性质不同，《金匮》在脉象上做出原则性的指示：
"疟脉自弦，弦数者多热，弦迟者多寒，弦小紧者下之瘥，弦迟者
可温之，弦紧者可发汗、针灸也，浮大者可吐之，弦数者风发也，
以饮食消息之。"所说弦数多热，即指温疟、瘅疟，弦迟多寒，即
指牝疟。《金匮述义》也说："所言弦数者多热，即白虎加桂枝
汤、柴胡去半夏加瓜蒌汤证也，弦小紧者下之瘥，鳖甲煎丸是也，

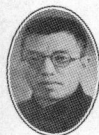

弦迟者可温之，柴胡桂枝干姜汤是也，弦紧者可发汗，牡蛎汤是也，浮大者可吐之，蜀漆散是也"，为什么把弦脉作为疟疾的主脉呢？弦为《伤寒论》少阳病的主脉，少阳病的主症是寒热往来，与疟疾相同，惟寒热往来一天可发两三次，疟疾则一日一次，或间日一次，或三日一次，且有固定时间，两者同中有异。为了《金匮》论疟和少阳病关联，故柴胡去半夏加瓜蒌汤和柴胡桂枝干姜汤等都从少阳病主方化出，即使白虎加桂枝汤也是借用《伤寒论》治热病的方剂。因此，我认为《金匮》所说的疟疾不完全是真性疟疾，包括类似的假性疟疾在内。近人引疟原虫来解释古书，而不把真性疟和假性疟分清，不但有时用一般成方治真性疟无效，并且也会使用真性疟的方剂来治假性疟疾。与仲景辩证法显然有距离。《金匮》治真性疟的方剂可能是蜀漆散和牡蛎汤，而疟母一症实为真性疟的后果，前人认作癥瘕一类，农村中俗称疟臌，即现在所说脾脏肿大。但蜀漆虽为抗疟专药，并非直接杀灭原虫，主要是帮助机体本能来进行围剿从而得到消灭病原。中医治疟疾、痢疾以及血吸虫病等大多如此，最显著的针灸科不用药物来截疟，同样收到效果，实为值得研究的问题。也就是说，中医治疗某些病症，明明消失症状、恢复了劳动力，有人以化验阳性来坚持否定疗效，毫无疑问还没有深切理解中医疗法，会使发扬中医学发生障碍。

疟疾耗伤气血最剧，故其定名含有暴虐的意义。凡疟后多面黄肌瘦，羸弱气怯，劳动过度即觉寒热，又不像疟疾一样的冷热分明，一般称作疟劳，用四兽饮（人参、白术、茯苓、甘草、橘红、草果、乌梅、生姜、大枣）甚效，也有用补中益气汤（人参、黄芪、当归、升麻、柴胡、白术、甘草、陈皮、生姜、大枣）加鳖甲、首乌亦好，都可补充前人的未备。

中 风

　　《金匮》所说中风，不同于《伤寒论》的中风，《伤寒论》的中风是一种感冒，即所谓伤风症，这里的中风是指四肢偏废，和痹病的手足酸痛相似。故《金匮》首先指出："夫风之为病，当半身不遂，或但臂不遂者此为痹，脉微而数，中风使然。"说明中风和痹在肢体不遂上有半身和手臂局部的不同；在感觉运动上，中风是手不能握，足不能行，不觉痛痒，痹病是手指能屈，但举臂疼痛，屈伸不能自如，两者有着显著的区别。

　　古代认为中风病由于体虚而感受风邪，可以由经络深入脏腑。故《金匮》说："寸口脉浮而紧，紧则为寒，浮则为虚，寒虚相搏，邪在皮肤。浮为血虚，络脉空虚，贼邪；不泻，或左或右，邪气反缓，正气即急，正气引邪，喝僻不遂，邪在于络，肌肤不仁，邪在于经，即重不胜，邪入于腑，即不识人，邪入于脏，舌即难言，口吐涎。"这里所说："虚寒相搏"，就是正气虚弱而外邪侵袭，所说"正气引邪"，就是邪气所伤的一边经络放纵无力，为无病的一边所抽引而成为口目歪斜，这是中风证的一般证候。再观察其病在肢体的称作中络、中经，病在内脏的称作中腑、中脏。所以侯氏黑散是中风表里的通治方，方内人参、白术、茯苓补正和中之外，有细辛、防风、桂枝祛风寒，当归，川芎和血活络以治表，黄芩、菊花、牡蛎清热，皂矾、干姜、桔梗化痰湿以治里，近人以为中风即脑出血。脑部出血灶有大小及出血的部位有不同，于是专用脑出血来解释《金匮》中风，遂有一无是处之感。正因为此，对于"千金方"的小续命汤（防风、

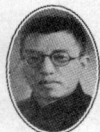

桂枝、麻黄、杏仁、川芎、白芍、人参、甘草、黄芩、防己、附子、姜、枣）愈加怀疑了。其实感受暴风严寒的刺激，也能招致喎僻不遂症，不一定由于脑出血，相反地，前人也明白中风症并不完全由于外风。如《内经》上说："阳气者大怒则形气绝，而血郁于上，使人薄厥。"又如说："血之与气并走于上，则为大厥，厥则暴死，气复返则生。"极其重视情志刺激和血行不调，即是现在一般所谓中风。故必须明确中医论中风有内外二因，后人分析外因为真中风，内因为类中风，类中风的意义是类似中风，说明风自内生，亦致昏仆，形似外风，实与外风无关。

后人又把类中风分为"火中"、"虚中"、"湿中"等等。火中即刘河间所说："瘫痪多由火盛水衰，心神昏冒，筋骨不用"；虚中即李东垣所说："卒中昏愦，皆属气虚"；湿中即朱丹溪所说："东南湿土生痰，痰热生风，因而昏冒"。所以有河间主火，东垣主气，丹溪主痰的说法，正由于各人所见的原因和症状不同，积累了多种治法和方剂。叶天士曾说："内风乃身中阳气变化，肝为风脏，因血液衰耗，水不涵木，肝阳偏亢，内风时起，宜滋液熄风，濡养营络，以熟地、首乌、杞子、当归、牛膝、胡麻、石斛、五味子、甘菊、牡蛎补阴潜阳，加虎潜、固本复脉之类；阴阳并损，无阳则阴无以化，宜温柔濡润，如沙苑子、苁蓉、杞子、人参、阿胶、当归；通补如地黄饮子、还少丹之类；风木过动，中土受戕，致不寐不食，卫疏汗泄，饮食变痰，如六君子汤、玉屏风散、茯苓饮、酸枣仁汤之类；风阳上升，痰火阻窍，神识不清，用至宝丹芳香宣窍，或辛凉之品如菊花、菖蒲、山栀、羚羊角、天麻、丹皮、钩藤清上痰火；若阴阳失交，真气欲绝，用参附汤回阳，佐以摄阴如五味、龙骨、牡蛎，此其治也。"近今中风治法，不能离此范畴。这种治法如果从表面来看，显然与侯氏黑散等有很大出入，但侯氏黑散中有补气药，风引汤中有清热降火药，防己地黄汤中有养阴滋补药，可见前人对于中风证主要还是在于辨证论治，不像现在看得那么简单。张石顽说得好："尝诊西北中风者，验其喑痱遗尿，讵非下元之惫，当从事地黄、三生等饮乎？㖞僻不遂，讵非血脉之废，当从事建中、十全等汤乎？东南类中，岂无六经形症见于外，便溺阻隔见于内，当从事续命、三化等汤乎？"我们千万不要从片面看问题，使古今验方受到损失。

中风

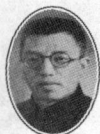

历节病

历节病是痛风之一，痛时没有固定场所，随着关节疼痛，如被虎咬，故又叫"白虎历节"，实为痛风中最厉害的一种。据《金匮》所述原因，有"汗出入水中"，"饮酒汗出当风"和"风血相搏"等，不外血虚之体，风寒或湿热侵袭所成，故以"历节痛不可屈伸"、"疼痛如掣"为主症外，有"短气，自汗出"，有"身体尪羸，脚肿如脱、头眩短气、温温欲吐"等症状。从而订立方剂，有桂枝芍药知母汤的通阳行痹，又有乌头汤的散寒镇痛。近来一般治法，对于风湿用大羌活汤（羌活、独活、威灵仙、苍术、防己、白术、当归、泽泻、茯苓、升麻、甘草）、灵仙除痛饮（威灵仙、麻黄、赤芍、荆芥、防风、羌活、独活、茯苓、当归、川芎、白芷、枳壳、甘草、苍术）；久痛者用乳香定痛丸（苍术、川乌、当归、川芎、丁香、乳香、没药）、小活络丹（川乌、草乌、胆星、地龙、乳香、没药），可供参考。

黄汗本属另外一种病症，但黄汗有时兼见身疼痛，历节病也有时可呈黄汗，故《金匮》连带附及。兹把两证异同对比如下表。

历节病	黄 汗
1. 肢节痛，痛在每一关节，转移作痛，不可屈伸	1. 身疼痛，状如周痹，无历节转移的剧烈
2. 有时自汗出色黄	2. 汗出色黄，沾衣如黄柏的汁水
3. 发热	3. 两胫自冷，如反发热者久久身必甲错，发热不止者必生恶疮
4. 脚肿如脱	4. 身肿及四肢头面
5. 头眩气短，温温欲吐	5. 胸中窒塞，不能食，聚痛，烦躁不能安睡

历节病	黄　汗
6. 寸口脉沉弱，或趺阳脉浮滑，或少阴脉浮弱，或盛人脉涩小	6. 脉沉

　　从上表内可以领会《金匮》所说："荣气不通，卫不独行，荣卫俱微，三焦无所御，四属断绝，身体羸瘦，独足肿大，黄汗出，胫冷。"不是历节病，而是近乎一种营养不良性的关节痛，故下文说："假令发热，便为历节也。"这种发热的历节病，可能就是现在一般所说的急性关节炎了。至于黄汗的治法，当在水气病内另述之。

历节病

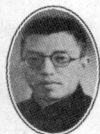

血痹病

《金匮》论血痹病："夫尊荣人骨弱肌肤盛，重因疲劳汗出，卧不时动摇，加被微风遂得之。但以脉自微涩在寸口，关上小紧，宜针引阳气，令脉和紧去则愈。"又："血痹阴阳俱微，寸口、关上微，尺中小紧，外证身体不仁，如风痹症，黄芪桂枝五物汤主之。"指出了血痹是表受风邪，气血凝滞，不同于一般的痹病。《内经》上曾说："卧出而风吹之，血凝于肤者为痹，血行而不得反其空，故为痹也。"又说："病在阳者命曰风，病在阴者命曰痹，阴阳俱病，命曰风痹，有形而不痛者，阳之类也，其阴完而阳伤之也，急治其阳，无攻其阴。"意义与《金匮》相同，当是仲景的理论根据。

血痹既然由于阳虚不能卫外，营血因而涩滞，病在于表，不在于里，治法应以调和营卫为主，故用黄芪桂枝五物汤。五物汤为桂枝汤的变方，目的亦在用桂芍以舒畅血行，姜枣以温阳辛散，和桂枝汤不同的地方是：除去甘草的补中，倍用生姜，加入黄芪，这样就偏重于走表益卫，温阳行痹，与用针刺来引动阳气同一意思。《内经》有"阴阳形气俱不足者，勿刺以针而调以甘药也"的说法，可见用针用药是古代治疗上的不同方式方法，在同一理论基础上观察症候，适当地选择使用，没有把它分科，仲景在前条既说"针引阳气"，在后条即用五物汤甘温补阳，是一个鲜明的例子。后世针、药分科以后，用药者以为药到可以病除，用针者以为万病可以一针，还有人认为《内经》是针科的专书，内科只要钻研《伤寒论》和《金匮》，这显然是偏差的。今后培养新生力量，应该纠正这错误，把针和药结合起来，培养成为完全的一个内科中医师，对治疗上才能发挥更大的力量。

虚劳病

    中医论病，以虚、实为两大纲领，故虚劳病在中医书里是一个极其重要而广泛的病症。一般分为阳虚和阴虚、气虚和血虚，从而析作五劳——肺劳、心劳、脾劳、肝劳、肾劳，六极——筋极、骨极、血极、肉极、精极、气极，七伤——阴寒、阴痿、里急、精漏、精少、精清、小便数（此据《医学入门》，《病源》和《医鉴》略有不同）等，总之是《内经》所说"精气夺则虚"，也是习惯所谓"积虚成损，积损成劳"。兹将现在的分类辨证法简述如下。

    阳虚：怕冷、气短、喘促、自汗、食欲不振无味、泛吐作胀、小溲频数清长、大便泄泻、阳痿等症。

    阴虚：心跳怔忡、潮热、盗汗、干咳、吐血、遗精、骨蒸、妇科崩漏等症。

    气虚：呼吸气短、动作喘促、懒言、自汗、面色苍白、目无精彩等症。

    血虚：目花、头晕、朝凉暮热、面色不华、皮肤甲错、妇科月经涩少闭阻等症。

    这类症状，很难悉举，并且阳虚和气虚、阴虚和血虚也难截然划分，大概气虚偏重于脾经，血虚偏重于肝经，与阳虚或阴虚的着重于肾阴或命火，并概括全身机能衰退或物质缺乏有所区别。如果把《金匮》所述虚劳症16条依照上面分类，大致是：

    属于阳气虚者——①夫男子平人，脉大为劳，极虚亦为劳；②人年五六十，其病脉大者，痹挟背行，若肠鸣、马刀挟瘿者，皆为劳得

虚劳病

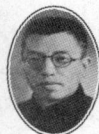

之；③脉沉小迟名脱气，其人疾行则喘喝，手足逆寒，腹满，甚则溏泄，食不消化也；④虚劳里急，诸不足，黄芪建中汤主之，于小建中汤内加黄芪一两半，余依上法，气短胸满者加生姜，腹满者去枣加茯苓一两半，及疗肺虚损不足，补气加半夏三两；⑤虚劳腰痛，少腹拘急，小便不利者，八味肾气丸主之；⑥虚劳诸不足，风气百疾，薯蓣丸主之。

属于阴血虚者——①男子面色薄者，主渴及亡血，卒喘悸，脉浮者，里虚也；②劳之为病，其脉浮大，手足烦，春夏剧，秋冬瘥，阴寒精自出，酸削不能行；③男子平人，脉虚弱细微者，喜盗汗也；④脉弦而大，弦则为减，大则为芤，减则为寒，芤则为虚，虚寒相搏，名为革，妇人则半产漏下，男子则亡血失精；⑤虚劳虚烦不得眠，酸枣汤主之；⑥五劳虚极，羸瘦，腹满不能饮食，食伤、忧伤、饮伤、房室伤、饥伤、劳伤、经络荣卫气伤，内有干血，肌肤甲错，两目黯黑，缓中补虚，大黄䗪虫丸主之。

属于阴阳并虚者——①男子脉虚沉弦，无寒热，短气里急，小便不利，面色白，时目瞑，兼衄，少腹满，此为劳使之然；②男子脉浮弱而涩，为无子，精气清冷；③夫失精家，少腹弦急，阴头寒，目眩发落，脉极虚芤迟，为清谷、亡血、失精，脉得诸芤动微紧，男子失精，女子梦交，桂枝加龙骨牡蛎汤主之；④虚劳里急，悸衄，腹中痛，梦失精，四肢酸疼，手足烦热，咽干口燥，小建中汤主之。

这样的分类是不能完全满意的，原因在于临床上往往阴阳虚证错杂，不能单纯地归于哪一方面，故阴阳并虚一类须特别留意加以分析。要注意其由于阳虚而至阴虚，或由阴虚而到阳虚，还要注意其由于阳虚或阴虚而引起的其他症状呢？或由其他症状而引起的阴虚或阳虚？本人认为单纯的阴虚或阳虚不难认识，而且很少严重现象，所有阴虚或阳虚的严重症，多是阴阳两虚一类。比如《伤寒论》载太阳病因发汗而造成的亡阳证用桂枝加附子汤，所说"遂漏不止，其人恶风"是亡阳，"小便难，四肢微急，难以屈伸"便是亡阴，正因阴阳俱虚，遂觉危急了。过去我还曾经说过：阳虚证不到阴分亦虚不死，阴虚证不到阳分亦虚不死，阴虚和阳虚虽似两个阵容，但在临床上有其不可分割的形势。必须明了它单纯的、复杂的以及相互关系，才能掌握轻重缓急，实为治疗虚劳病的关键。

明白了这一点，可以讨论仲景的虚劳治法，例如："男子失精，女子梦交"都是阴虚症，因遗精、梦交而用龙骨、牡蛎来固涩是对症用药，为什么还要桂枝汤呢？就是为了阳虚不能固阴，如果只是阴虚，现在皆用六味地黄汤（地黄、山萸、山药、茯苓、丹皮、泽泻）了。也可联想到后来用固精丸（牡蛎、龙骨、菟丝子、韭子、五味子、桑螵蛸、白石脂、茯苓）就是龙、牡的扩大组织，用十补丸（黄芪、白术、茯苓、山药、人参、当归、白芍、远志、熟地、山萸、杜仲、续断、枣仁、五味子、龙骨、牡蛎、金樱膏）也就是桂枝加龙牡汤的发展，这是一方面。另一方面，如"风气百疾"由于体虚引起，用薯蓣丸补正为主；五劳极虚羸瘦，由于"内有干血"，便用大黄䗪虫丸祛瘀为主，说明虚劳之病，并不单恃滋补，而是从根本上求出所以虚弱的原因作为处置的方针。此外，如小建中汤、黄芪建中汤是阴阳形气俱不充足的治法，主要在于用甘药建立中气，借中气的四运能力来调和其偏向；酸枣仁汤是养血安神的治法，为了血虚生热，佐以清火除烦，使更易收到镇静作用，这些都是应该理解的。

虚劳是极普遍的一种病症，后世治疗方剂也特别多，本人曾作"四种常见虚弱症的中医疗法"一文刊载《健康报》，可供本篇参考，附录于后。

虚劳病

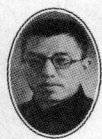

第一种：头晕、眼花、耳鸣、记忆力薄弱等症。

疗法：①滋肾补脑；②养血潜阳。

常用方：①河车大造丸（紫河车、人参、杜仲、盐水炒黄柏、熟地、龟板、麦冬、天冬、酒炒牛膝，夏季加五味子，用茯苓煮烂和丸）；②六味地黄丸（地黄、山萸、山药、茯苓、丹皮、泽泻、加当归、白芍为归芍地黄丸，或加杞子、甘菊花为杞菊地黄丸）。

简释：此症多由用脑过度，逐渐发展，严重的不耐看书阅报，用脑即觉晕眩耳鸣，思想迟钝，不易集中，前听后忘，记忆力极度衰退，并有全身倦怠，四肢乏力等现象，脉搏多呈虚软细弱。《内经》上记载："脑为髓海，髓海不足则脑转耳鸣，胫酸眩冒，目无所见，懈怠安卧。"中医依据这理论诊断为脑病，注重于滋补肾经。中医所说的肾经不等于肾脏，包括内分泌和脑的一部分症状，故滋补肾经的一部分方药即是补脑的方药。河车大造丸以人胞为主，配合熟地补血，人参补气，人参和麦冬、五味子同用称作生脉散，并能强心兴奋，再用一般补药作辅助，成为有力的滋补强壮剂。在临床经验上，症状轻浅的不宜用重剂，尤其要避免兴奋。因又依据内经"诸风掉眩，皆属于肝"，采用养血潜阳法。这里所说的风是指内风，肝是指肝经，包括神经亢奋和贫血引起的头晕目眩等动摇不定的风阳现象，故又称肝阳，也叫肝风。主要在养血治本之外，兼予镇静治标。六味地黄丸不仅补肝，还能滋肾，加入归、芍补血的力量更强，加入杞、菊可以清神和缓解头目疾患。

第二种：失眠、多梦、心悸、虚汗等症。

疗法：养心安神。

常用方：①天王补心丸（人参、玄参、丹参、茯神、远志、桔梗、枣仁、柏子仁、麦冬、天冬、当归、五味子，蜜丸朱砂为衣）；

②归脾汤（人参、白术、茯神、枣仁、龙眼肉、炙黄芪、当归、远志、木香、炙甘草、生姜、红枣）。

简释：失眠、睡后多梦，梦多恐怖，易于惊觉，动作或闻响声即感心跳加速，并有轰热、头汗和手汗等症，脉搏多细数，或呈不规律现象。在虚弱症里多由思虑过度得来，不能感受刺激，刺激则惊惧不能自解，症状因而加剧。中医以《内经》有"怵惕思虑则伤神"和"心藏神"的说法，认为心经病，前人所说的心经，包括全身精神活动和脑的一部分病变。天王补心丸滋补心脑，兼有清火、镇静功能，一般失眠患者往往因不能入睡而引起烦躁内热等虚性兴奋现象，更因烦躁内热而愈加辗转反侧不能入睡，《金匮》所谓"虚劳虚烦不能眠"，真是描写如绘，此方标本兼顾，最为合适。由于长期的疲劳过度、营养不良，或妇女月经过多、生育频繁等所招致的失眠、心悸，也有因失眠、心悸等影响消化机能，食欲不振，精神更觉困顿的，宜用归脾汤。此方能养血、健肠胃、改善全身症状，兼能止血治月经过多、崩漏淋涩。但略具兴奋作用，如有虚火现象的当考虑。

第三种：气短、肢软、懒于行动、食少、消化不良等症。

疗法：①健脾养胃；②补中益气。

常用方：①参苓白术散（人参、山药、扁豆、莲肉、白术、茯苓、砂仁、桔梗、苡米、炙甘草，水泛为丸）；②补中益气汤（炙黄芪、人参、炙甘草、白术、陈皮、当归、升麻、柴胡、生姜、红枣）。

简释：中医治虚弱症，极其重视中气，认为中气是后天生化的根本，只要中气能振作，其他症状可以逐渐能改善。中气究竟是什么？从诊断和治疗来看，包括了整个的消化、营养作用。由于整个消化机能薄弱，引起食欲不振，消化、吸收和排泄机能都不健全，营养也因而缺乏。它的症状是呼吸少气，胸膈似闷非闷，四肢懒惰，不愿

虚劳病

29

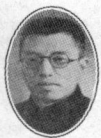

言语，精神无法振奋，纳食不思，食亦无味，甚至食后停滞难化，频作嗳气，稍进油腻，大便不成形如糊状等。参苓白术散药性平和，健脾养胃，方内参、苓、术、草即四君子汤，为调中补气的基本方剂，再加砂仁为辛香健胃药，山药、莲肉等均有营养功能。对于一般病后（热性病津液耗伤的除外）用作调养，也很相宜。进一步病情较深，兼有行动喘息，久泻不止等，认作中气下陷，须用补中益气汤。即在健脾方内加入黄芪补气，当归养血，升麻、柴胡以升清，故并治虚性便血和月经过多等症。

第四种：遗精、阳痿、早泄、腰背酸疼等症。

疗法：①益肾固精；②温补命门。

常用方：①七宝美髯丹（制首乌、枸杞子、菟丝子、茯苓、当归、牛膝、补骨脂，蜜丸）；②龟鹿二仙胶（龟板、鹿角、杞子、人参，炼成胶）。

简释：如前所述，中医的肾经包括内分泌，认为与生殖力有极大关系，故又称先天。并指出肾经的体质是阴，其功能是阳，所谓命门之火；肾经和命门的作用是相对而相成的，故又有左肾右命之说。男子阳痿、早泄、遗精、滑精以及精寒、阴囊冷、腰背酸痛等性机能衰弱症，便是其中显著的一部分症状。虽然由于阴分亏乏，而阳虚不能亢奋实为主要原因，故治疗必须温养肾命，促进其温养能力，单靠滋阴固精是不够全面的。七宝美髯丹以首乌为主药，目的在于滋肾、补肝、涩精，一方面即用补骨脂温补命火，并配合其他强壮药。龟鹿二仙胶则取血肉有情之品，能峻补气血，益髓固精，特别是助阳而不燥烈，最适宜于长期调养。至于阴虚火旺的遗精，当然不能用此，显而易见的它不会有阳痿症状发现。

常见虚症，以上述四项较多，就是《金匮》所说虚劳，也不外此数项。如酸枣汤治失眠，黄芪建中汤治里急，桂枝加龙牡汤治遗精和八味肾气丸治腰痛等都是。本人引用的虽然大半时方，意义还是相同。所以钻研仲景著作，主要是学习他的辨证和治法，这一关能打通，可以理解后世医学的发展，不会再有经方和时方的争执。

虚劳病

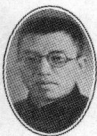

‖ 肺痿、肺痈病 ‖

肺痿和肺痈同属肺脏疾患，但症状、原因和治法截然不同。大概肺痿属虚，肺痈属实，故《金匮》首先指出："问曰：热在上焦者，因咳为肺痿，肺痿之病，从何得之？师曰：或从汗出，或从呕吐，或从消渴，小便利数，或从便难，又被快药下利，重亡津液，故得之。曰：寸口脉数，其人咳，口中反有浊唾涎沫者何？师曰：为肺痿之病。若口中辟辟（形容干枯）燥，咳即胸中隐隐痛，脉反滑数，此为肺痈，咳吐脓血。脉虚数者为肺痿，数实者为肺痈。"这一节分辨肺痿和肺痈的脉症已极详细，又叙列两者的方治如下。

1. 肺痿

肺痿吐涎沫而不渴者，其人不渴必遗尿、小便数，所以然者，以上虚不能制下故也。此为肺中冷，必眩、多涎唾，甘草干姜汤以温之。若服汤渴者属消渴。

2. 肺痈

①肺痈喘不得卧，葶苈大枣泻肺汤主之；②咳而胸满，振寒脉数，咽干口渴，时出浊唾腥臭，久久吐脓如米粥者为肺痈，桔梗汤主之。

在这里可以分出肺痿和肺痈的虚实寒热。肺痿属于虚寒，故用甘草干姜汤以温化，肺痈属于实热，故脓未成的用葶苈大枣汤来荡涤，脓已成的用桔梗汤来开提。然而仲景所说"重亡津液"的肺痿症没有指出治法，本人认为如果津液枯燥，咳声不扬，行动即觉气促，兼有虚热现象的，甘草干姜汤决不能用，一般用固本丸（人参、生地、熟地、天冬、麦冬）似为合适。所以有人说麦门冬汤即是肺痿伤津液的主方，考"肘后方"本有"麦门冬汤治肺痿咳唾涎沫不止，咽喉燥而渴"的记载，也有见地。

肺痈已成治法，以降火排脓为主，多用千金苇茎汤（芦根、薏仁、桃仁、甜瓜子），但后人桔梗杏仁煎（桔梗、杏仁、贝母、枳壳、连翘、麦冬、甘草、银花、阿胶、百合、夏枯草、红藤）亦可采取。若兼形气虚弱的，济生方有紫菀茸汤〔紫菀、犀角（水牛角代）、甘草、人参、桑叶、款冬花、百合、杏仁、阿胶、贝母、半夏、生蒲黄、生姜〕和宁肺桔梗汤（桔梗、贝母、当归、蒌仁、黄芪、枳壳、甘草、桑皮、防己、百合、苡仁、五味子、地骨皮、知母、杏仁、葶苈、生姜）。

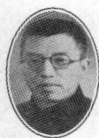

咳嗽、上气病

上气的上字读上声，即气分上升的意思。在病理上有因咳而气升的，也有因气升而作咳的，故咳嗽和上气很难划分。但在治疗上咳嗽和上气毕竟有所区别，兹先就《金匮》对于本病的原因做出如下的分类。

1. 寒邪

（1）上气喘而躁者属肺胀，欲作风水，发汗则愈。

（2）咳而脉浮者，厚朴麻黄汤主之。

2. 热邪

（1）大（金鉴谓当是火字）逆上气，咽喉不利，止逆下气，麦门冬汤主之。

（2）咳而上气，此为肺胀，其人喘，目如脱状，脉浮大者，越婢加半夏汤主之。

（3）肺胀咳而上气，烦躁而喘，脉浮者，心下有水，小青龙加石膏汤主之。

3. 水饮

（1）咳而上气，喉中有水鸣声，射干麻黄汤主之。

（2）咳逆，上气，时时吐浊，但坐不得眠，皂荚丸主之。

（3）咳而脉沉者，泽漆汤主之。

《内经》上说："肺病者喘咳逆气"，又说："肺手太阴之脉，是动则病胀满膨膨而喘咳，"故咳嗽上气无不关于肺。肺气阻塞，不能清肃，如何去其致咳之原因，实为治疗的目的。从《金匮》用药来说，有麻黄、桂枝的散风寒，麦冬、石膏的清火，皂荚、泽漆的行痰，厚朴、半夏的理气燥湿，射干、紫菀的降逆气，干姜、细辛的化水饮等，可见包括了多种因子。而这些因子又非单独发病，有风寒兼水饮者，有外邪挟内热者，也有因体虚或症情迫急而随症施治者，故除皂荚丸专攻浊痰外，其他射干麻黄汤、厚朴麻黄汤、泽漆汤、越婢加半夏汤和小青龙加石膏汤等都为复方一类。必须辨别哪方面是主因，哪一项是主症，然后对于《金匮》的治咳方剂可以头绪分明，也说明了上面所说的寒邪、热邪和水饮仅在大体上分类，不能以此划界自守。

后人以有声无痰为咳，有痰无声（不是真的无声，指音小而不响）为嗽，意思是气上作咳，痰升成嗽，故治咳嗽注重顺气化痰，一般用二陈汤（半夏、陈皮、茯苓、甘草）为主方。《医方集解》所谓："半夏性温，体滑性燥，行水利痰为君，痰因气滞，气顺则痰降，故以陈皮利气。"然而习用的如杏苏散（杏仁、紫苏、前胡、半夏、陈皮、茯苓、桔梗、甘草、枳壳、生姜、大枣）治风寒咳嗽，泻白散（桑皮、地骨皮、甘草、粳米）治痰热咳嗽，控涎丹（甘遂、大戟、白芥子）治顽痰积饮，不能脱离《金匮》范畴。特别是如清气化痰丸（半夏、胆星、橘红、枳实、杏仁、瓜蒌仁、黄芩、茯苓、姜汁）、金沸草散（旋覆花、前胡、细辛、荆芥、赤茯苓、半夏、甘草、姜、枣）等，也是都由复杂组成。这些用药与《金匮》不同，而治疗的方针没有异样，凡在一个理论体系下形成的不能认为分歧，相反地可使我们在处方上得到更多灵活运用的经验。

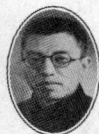

奔豚病

奔豚病为五积之一，《难经》记载："肺之积曰息贲，肝之积曰肥气，心之积曰伏梁，脾之积曰痞气，肾之积曰奔豚。"然而《金匮》所说的奔豚，含有两个病灶和两种病因，一是属于肾脏寒气上逆，如说："发汗后烧针令其汗，针处被寒，核起而赤者，必发奔豚，气从少腹上至心，灸其核上各一壮，与桂枝加桂汤主之。"又说："发汗后脐下悸者，欲作奔豚，茯苓桂枝甘草大枣汤主之。"一是属于肝脏气火上逆，如说："奔豚病从少腹起，上冲咽喉，发作欲死，复还止，皆从惊恐得之。"又说："奔豚气上冲胸，腹痛，往来寒热，奔豚汤主之"，也就是说奔豚病有两种治法，由于寒气的宜温散，由于肝气的宜解寒热而降逆，这其间有寒热虚实很大距离。前人以肾为阴脏而居于下，故少腹的病变都责于肾，又以肝主气而为将军之官，故把另一病变归于肝，考《巢氏病源》既有积聚篇的肾积奔豚，又有气病篇的奔豚气候，分明有两个病理。近人有认作胃肠积气过多而累及衰弱的心脏，这种牵强附会的解释既无根据，相等于把肺痿硬套为肺结核病，我个人认为徒滋混乱，大可不必。

治奔豚用散寒降逆法是正治，故桂枝加桂汤和苓桂甘枣汤当为主方。《肘后方》治奔豚病用桂心、甘草、人参、半夏、生姜、吴萸，目的亦在温降，可悟加减方法。奔豚汤中的李根白皮，据各家本草治消渴、热毒烦躁，但《外台秘要》奔豚方中，大半用此，遂有认为奔豚主药，如果从今而来看，归、芍、川芎的和肝，芩、葛、李根的清热，主要在于清泄肝邪，故《金匮》标题作奔豚气，气字极有意义，又在首条即指出："病有奔豚，有吐脓，有惊怖，有火邪，此四部病皆从惊发得之，"虽然吐脓、惊怖，火邪三病的原文散失，但都为精神刺激而属于内热一类是可以理解的了。

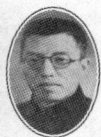

胸痹病

胸痹的症状是胸部痞塞不通，因不通而痛，兼伴气短，故《金匮》把胸痹、心痛、短气并为一篇，实际是一种病，但有轻重上的不同程度，由于病名胸痹，义与心痛、短气相连，一般认为心脏和肺脏疾患，其实是胃病的一种。也由于《金匮》有"责其极虚也"和"今阳虚而知在上焦"的说法，有人认作阳虚症，其实是胃中受寒而阳气郁滞，并非真正虚候，所以胸痹的病灶在胃，其因为寒，其病理为气分闭塞，它的症状特征为牵引性的心背彻痛，主要治法为通阳、散寒、理气、和胃。《巢氏病源》说得比较详细："寒气客于五脏六腑，因虚而发，上冲胸间则胸痹。胸痹之候，胸中幅幅如满，噎塞不利，习习如痒，喉里涩，唾燥，甚者心里强否急痛，肌肉苦痹，绞急如刺，不得俯仰，胸前肉皆痛，手不能犯，胸满短气，咳吐引痛，烦闷，自汗出，或彻背膂，其脉浮而微者是也。"故《金匮》胸痹证治，在一个原则下分为三项。

1. 主症主方

（1）胸痹之病，喘息咳唾，胸背痛，短气，寸口脉沉而迟，关上有紧数，瓜蒌薤白白酒汤主之。

（2）胸痹不得卧，心痛彻背者，瓜蒌薤白半夏汤主之。

（3）胸痹心中痞气，气结在胸，胸满胁下逆抢心，枳实薤白桂枝汤主之。

2. 轻症方

（1）胸痹胸中气塞短气，茯苓杏仁甘草汤主之，橘枳姜汤亦主之。

（2）心中痞，诸逆心悬痛，桂枝生姜枳实汤主之。

3. 重症方

（1）胸痹缓急（病症时轻时重的意思，在这里是指急的时候）者，薏苡附子散主之。

（2）心痛彻背，背痛彻心，乌头赤石脂丸主之。

上列各方内，薤白味辛苦温，能温中散结。清代叶天士治胃病极其常用，因其宣阳疏滞而不伤胃气，在他《临证指南》里称作辛滑通阳法，当为《金匮》胸痹病的主药，桂枝、半夏、枳实、生姜、厚朴、橘皮等作用，不外祛寒、调气、和中，多是衡量缓急随症加减的药物。痛得剧烈的用蜀椒、乌头、附子、干姜等大辛大热，目的在于急救，与《千金方》蜀椒散（蜀椒、吴萸、桂心、桔梗、乌头、豆豉）和细辛散（细辛、桂心、生姜、茯苓、地黄、白术、瓜蒌、枳实、甘草）重用细辛意义相近，《千金方》还有熨背散外治方，用乌头、桂心、附子、羌活、细辛、川芎、蜀椒为末，棉裹火上烘热，熨背部，也可备一法。

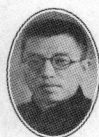

腹 满

腹满多为胃肠病，《伤寒论》把它属于阳明和太阴范围，《金匮》上还是同一分类，把实证、热证、可下之证归入阳明，虚证、寒证和当温之证归入太阴。其主要鉴别是在于胀与痛两面，如说："病者腹满，按之不痛者为虚，痛者为实，可下之，舌黄未下者，下之黄白去"，又说："腹满时减复如故，此为寒，当与温药"此为仲景辨证的大法。考《内经》论腹满："脏寒生满病"，"诸湿肿满，皆属于脾"和"饮食起居失节，入五脏则腹满闭实"等，也以脾胃消化失常作为纲领。故《内经》在治法方面，提出"中满者泻之于内"，泻之于内不同于一般的泻下法，含有消运疏导之意，说明腹内胀满，应该排除，但不是单纯的攻逐所能解决。仲景接受了前人的经验，分为如下三类。

1. 寒实证

（1）夫瘦人绕脐痛，必有风冷，谷气不行，而反下之，其气必冲，冲者心下则痞。

（2）腹中寒气，雷鸣彻痛，胸胁逆满呕吐，附子粳米汤主之。

2. 里实证

（1）腹满不减，减不足言，当须下之，宜大承气汤。

（2）痛而闭者，厚朴三物汤主之。

（3）胁下偏痛发热，其脉紧弦，此寒也，以温药下之，宜大黄附子汤。

3. 表里俱实证

（1）腹满发热十日，脉浮而数，饮食如故，厚朴七物汤主之。

（2）按之心下满痛者，此为实也，当下之，宜大柴胡汤。

　　如上所述，腹满症和胀与痛是有密切联系，仲景就在这两个不同程度上加以区分虚实、寒热和表里。然而腹满除脾胃之外也有其他原因，故又指出："趺阳脉微弦，法当腹满，不满者必便难，两胠疼痛，此虚寒从下上也，当以温药服之。"说明肝气受寒也能致腹满，但脉症截然两样。后人从这理论推阐，有治中汤（党参、白术、干姜、甘草、青皮、陈皮、半夏、生姜）、解肝煎（陈皮、半夏、茯苓、厚朴、苏叶、白芍、砂仁）、逍遥散（当归、白芍、柴胡、白术、茯苓、甘草、生姜、薄荷）等方剂，理气和中，肝脾并治。于此可见前人在脾胃病证里极其注意肝病，恰如西医学把肝胆疾患包括在消化系统之内。中西医理论体系虽然不同，未必没有共同之点，正待我们细细地整理。

腹满

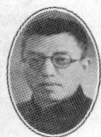

寒疝病

寒疝是古代腹痛中特殊症候之一。《内经》上说："病在少腹，腹痛不得大小便，名曰疝，得之寒。"《巢氏病源》上也说："疝者痛也，此由阴气积于内，寒气结搏而不散，脏腑虚弱，风冷邪气相击，则腹痛里急，故云寒疝腹痛也。"主要是受寒发作，按其腹部高突不平，有如山陵起伏，故名。所以《金匮》的叙述是：

心胸中大寒痛，呕不能饮食，腹中寒，上冲皮起出见（通现）有头足，上下痛而不可触近，大建中汤主之；

寒气厥逆，赤丸主之；

腹痛脉弦而紧，弦则卫气不行即恶寒，紧则不欲食，邪正相搏，即为寒疝，寒疝绕脐痛苦，发则白津出（内经有"津脱者汗大泄"之句，当指大汗而言），手足厥冷，大乌头煎主之；

寒疝腹中痛及胁痛里急者，当归生姜羊肉汤主之；

寒疝腹中痛，逆冷手足不仁，若身疼痛，灸刺诸药不能治，抵当乌头桂枝汤主之。

很显然，它的原因是寒邪，它的主症是腹中痛，它的特征是上冲皮起出现有头足，随着疼痛所引起的兼症是呕吐、汗出、手足厥冷等，它的主要治法是温中散寒，加入镇痛之品。镇痛之品当以乌头为主药，看到赤丸的服法内："不知，稍增之，以知为度，"又乌头桂枝汤的服法内："其知者如醉状"，可知乌头虽为辛热药，能散寒湿风冷，实则利用其麻醉作用。《金匮》里另有乌头赤石脂丸治心痛彻背，背痛彻心，乌头汤治历节疼痛，不可屈伸，同样以镇痛为惟一目的。有人问能不能不用乌头，我以为《温病条辨》曾经选用椒桂汤（川椒、桂枝、良姜、柴胡、小茴香、陈皮、吴萸、青皮），亦有效验。至于大建中汤重在扶阳，当归生姜羊肉汤重在治疗血虚有寒，均非寒疝主方，应当别论。

寒疝为腹痛症，但与一般腹痛有别，故仲景寒疝方不能使用于一般寒性腹痛，治一般的寒性腹痛当于《伤寒论》三阴篇中求之。后世常用的香砂六君汤（木香、砂仁、党参、白术、茯苓、甘草、半夏、陈皮）和排气饮（藿香、乌药、木香、厚朴、枳壳、陈皮、泽泻、香附）等，亦可参考。

寒疝病

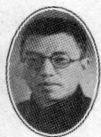

‖ 宿食证 ‖

宿食的意义是食后经宿不消，使人腹胀痞闷，嗳恶酸腐，即俗所谓积食。食积于内，不能排泄，依据《内经》上"留者攻之"的治则，当以泻下为主。故《金匮》云："下之愈，宜大承气汤"，又云："当下之，宜大承气汤。"但积在于肠，可用下法，若停于胃，催吐为捷，因此又有"宿食在上脘，当吐之，宜瓜蒂散"的条文。成无己说："宿食在中下脘者则宜下，宿食在上脘则当吐，内经曰：其高者因而越之，其下者引而竭之，"总之不离因势利导。必须补充，其有食停中脘，吐之已迟，下之嫌早，则又宜用消运一法，保和丸（神曲、山楂、茯苓、半夏、陈皮、莱菔子、连翘）及大和中饮（山楂、厚朴、枳实、半夏、陈皮、干姜、泽泻、木香、麦芽、砂仁）最为妥善。

宿食证极为常见，吐之下之亦为常法，但本人认为必宗仲景用瓜蒂散和大承气汤来治疗则大可考虑。理由是健康之体，偶然饮啖过量，食滞成积，用峻剂排除，尚无大害，如果脾胃薄弱的人，也固守经方，孟浪从事，未免太迂。而且积食之人，多数属于脾胃薄弱一流，前人所谓"胃气以下行为顺，脾气以健运为能，胃阳虚则饱食辄嗳，脾阳虚则多食不化。"所以治宿食证也当审察标本，辨证施治，不要为了轻浅而忽视。

五脏风寒证

《金匮》五脏风寒证，历来注家无明确解释，多数拘泥在《伤寒论》的中风、中寒等名词，遂使格格不相入。本人的意见：①已经指出五脏字样，是病在内脏，不应当专从外感立论；②风与寒可以代表两种症状的不同性质，不一定指狭义的风邪和寒邪；③前人所说的五脏症状，往往包涵经络范围，见到那些症状，就认为与某脏有关，并不局限一脏。所以五脏风寒症包括热性和寒性、虚性和实性多方面，它可以由风邪或寒邪引起，也可能由本身的阴虚或阳虚引起。体会《金匮》五脏的条文，主要是根据症状来鉴别，仅仅是一个辨证的概念，我们应该注意其具体例子和治法，比较切实。兹将《金匮》原文列表如下。

五　脏	中　风	中　寒	病　例
肺	口燥而喘，身运而重，冒而肿胀	吐浊涕	（缺）
肝	头目润，两胁痛，行常伛，令人嗜甘	两臂不举，舌本燥，喜太息，胸中痛，不得转侧，食则吐而汗出	肝着，其人常欲蹈其胸上，先未苦时，但欲饮热，旋覆花汤主之
心	翕翕发热，不能起，心中饥，食即呕吐	心中如啖蒜状，剧者心痛彻背，背痛彻心，譬如蛊注	心伤者，其人劳倦即头面赤而下重，心中痛而自烦，发热，当脐跳

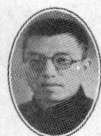

五 脏	中 风	中 寒	病 例
心		其脉浮者，自吐乃愈	其脉弦，此为心脏伤所致也，邪哭使魂魄不安者，血气少也，血气少者属于心，心气虚者其人则畏，合目欲眠，梦远行而精神离散，魂魄妄行，阴气衰者为癫，阳气衰者为狂
脾	翕翕发热，形如醉人，腹中烦重，皮目瞤瞤而短气	（缺）	趺阳脉浮而涩，浮则胃气强，涩则小便数，浮涩相搏，大便则坚，其脾为约，麻子仁丸主之
肾	（缺）	（缺）	肾着之病，其人身体重，腰中冷，如坐水中，形如水状，反不渴，小便自利，饮食如故，病属下焦，身劳汗出，表里冷湿，久久得之，腰以下冷痛，腹重如带五千钱，甘姜苓术汤主之

上表内原文有缺略，肺中寒条亦觉太简，恐系传写遗漏，决非无此症候。在病例方面比较重要，我想援引肺痿和肺胀两症补入，是否合式，盼望同道研究。至于肝着病的"着"字是留着的意思，肝气郁结，因而营行不利，当是受寒所致，故用旋覆花汤的行气散滞，通阳活血，《医宗金鉴》认为方症不合，实不恰当。且此方用药虽只三味，立法极佳，叶天士医案中逢到久痛人络，常用此方增损，所加当归须、桃仁、郁金等药，效果显著，可谓读书有得。心伤症的伤字应作虚弱解，故其病多发于劳倦之后。所说面赤、自烦、发热，都为虚火上扰之象，与下文邪哭一条可以结合。邪哭是悲伤哭泣，如邪所凭，由于血少所致。故接着指出失眠症状："其人则畏，合目欲眠，梦远行而精神离散、魂魄妄行"，形容疲劳过度后欲眠不眠状态

金匮要略杂病浅说——秦伯未医学全书

惟妙惟肖。这类症候，经久不愈，可以造成心理上极度恐怖，如癫如狂。从现在来说，都属于神经衰弱范围。仲景没有立方，我以为虚劳病篇的酸枣仁汤（枣仁、甘草、知母、茯苓、川芎）可以移用。脾约症见于《伤寒论》，是指津液枯燥的便闭，不能用承气汤猛攻，故把小承气汤加入麻仁、杏仁、芍药养阴滋润。这方法对于温病学家启发甚大，吴鞠通治阴虚便秘的增液汤（生地、玄参、麦冬），以补药之体，作泻药之用，实从麻仁丸化出。肾着本非肾脏病，因症状偏重腰部，腰为肾之府，遂称肾着。同时由于寒湿内阻，中焦阳气不化，故用甘草干姜茯苓白术汤，目的不在温肾而在散寒逐湿。《三因方》有除湿汤治冒雨着湿郁于经络，即是此方，更可明确其效用。

因五脏联想到三焦，在虚症则上焦为噫，中焦为消化不良，下焦为遗尿，在热症则上焦为肺痿，中焦为痞满，下焦为尿血或小溲癃闭。下焦中又分大肠和小肠寒热两证，可以发生大便溏薄、大便黏秽、后重便血和痔疮等不同病症，当然，我们不能以此胶柱鼓瑟，但仲景所说三焦的界限极为清晰，指出辨症求因的方法也甚明朗。有人识其以三焦为说，缥缈难凭，未免太少考虑了。

五脏风寒证

47

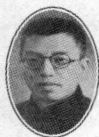

积聚病

《难经》上说："积者阴气也，聚者阳气也，故阴沉而伏，阳浮而动，气之所积名曰积，气之所聚名曰聚，故积者五脏所生，聚者六腑所成也，积者阴会也，其始发有常处，其痛不离其部。上下有所终始，左右有所穷处，聚者阳气也，其始发无根本，上下无所留止，其痛无常处，谓之聚。"《金匮》立论，以"积者脏病也，终不移，聚者腑病也，发作有时，展转痛移为可治，"实与《难经》相同。所说槃气即食气，因类似积聚而附及，作为鉴别诊断，实非主文。

本篇有两点遗憾，一是没有叙述积聚的症状和治法，二是脉象不与症候相结合，很难加以解释。大概积聚是包括有形的痞块类，多由气血痰浊凝结而成，因其形态和部位的不同，分为阴阳、脏腑以资区别。后来虽有五积、六聚、七癥、八瘕等名目，在临床上还是不能离开《难经》和《金匮》的原则性指示。既然是有形的气血痰浊等凝结，治法不离攻逐，《内经》所说"结者散之，留者攻之，坚者削之"等治法，当以积聚症施用为最多。如李士材所说通治的阴阳攻积丸（吴萸、干姜、肉桂、川乌、黄连、橘红、槟榔、茯苓、厚朴、枳实、人参、沉香、琥珀、延胡、半夏曲、巴豆霜），《苏沈良方》记载外治的阿魏膏（羌活、独活、玄参、肉桂、赤芍、穿山甲、生地、两头尖、大黄、白芷、天麻、槐枝、柳枝、桃枝、红花、木鳖子、乱发、黄丹、芒硝、阿魏、乳香、没药、苏合香油、麝香）都是。然而积聚之症不是一朝一夕所成，根深蒂固，必须邪正兼顾，前人有追新久，酌虚实，或一补一攻，或三补一攻等说法。由渐而成，必由渐而去，这是极其合理的。

痰饮病

研究痰饮病之前，必须理解几个问题：①痰饮是病因，由病因而成为病名的；②痰饮和水气是一种，往往因病所不同而异称，但亦并不严格限定；③仲景把痰饮和咳嗽并提，实际上咳嗽仅是痰饮病中一个症状，不应拘泥在咳嗽症上。因此研究痰饮病应该首先追究发生痰饮的原因，其次分析痰饮的类型、才能丽珠在握，措置裕如。

《金匮》上没有指出痰饮的原因，从"病痰饮者当以温药和之"一条来看，属于寒证无疑，再观其处方多甘温之品，可知脾胃阳虚实为根本。证以《内经》无痰字，其论饮证皆由湿蒸土郁，可云一致。关于病型方面，仲景分为痰饮、悬饮、溢饮、支饮四类，他的解释是："其人素盛今瘦，水走肠间，沥沥有声，谓之痰饮，饮后水留在胁下，咳唾引痛，谓之悬饮，饮水流行，归于四肢，当汗出而不汗出，身体疼重，谓之溢饮，咳逆倚息，气逆不得卧，其形如肿，谓之支饮。"我们意味着这四饮都就症状命名，故《千金方》有留饮、僻饮、痰饮、溢饮、流饮五种，即《金匮》也更有留饮、伏饮等名称，实则只是痰饮一种而已。仲景根据四个类型审别轻重处理，兹择要分列如下。

1. 痰饮

（1）夫心下有留饮（留饮即痰饮之留而不去者），其人背寒冷如掌（掌原作水，依尤在泾改）大。

（2）留饮者，胁下痛引缺盆，咳嗽则转甚（转甚原作辄已，据"脉经"改）。

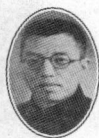

（3）胸中有留饮，其人短气而渴，四肢历节痛，脉沉者有留饮。

（4）膈上病痰满喘咳吐，发者寒热背痛腰疼，目泣自出，其人振振身眴剧，必有伏饮（痰饮之伏而难攻者）。

（5）夫病人饮水必暴喘满，凡食少饮多，水停心下，甚者则悸，微者短气。

（6）心下有痰饮，胸胁支满，目眩，苓桂术甘汤主之。

（7）夫短气有微饮，当从小便去之，苓桂术甘汤主之，肾气丸亦主之。

（8）病者脉伏，其人欲自利，利反快，虽利心下续坚满，此为留饮欲去故也，甘遂半夏汤主之。

（9）腹满口干舌燥，此肠间有水气，己椒苈黄丸主之。

（10）卒呕吐，心下痞，膈间有水，眩悸者，小半夏加茯苓汤主之。

（11）假令瘦人脐下有悸，吐涎沫而癫（应据《医宗金鉴》改作巅）眩，此水也，五苓散主之。

（12）咳家其脉弦，为有水，十枣汤主之。

（13）咳逆倚息不得卧，小青龙汤主之，青龙汤下已，多唾口燥，寸脉沉，尺脉微，手足厥逆，气从少腹上冲胸咽，手足痹，其面翕热如醉状，因复下流阴股，小便难，时复冒者，与茯苓桂枝五味甘草汤治其气冲，冲气即低，而反更逆胸满者，用桂苓五味甘草去桂加干姜细辛以治其咳满，咳满即止，而后更渴，冲气复发者，以细辛干姜为热药也，服之当遂渴，而渴反止者有支饮也，支饮者法当冒，冒者必呕，呕者纳半夏以去其水，水去呕止，其人形肿者，加杏仁主之，其症应纳麻黄，以其人遂痹，故不纳之，若逆而纳之者必厥，所以然者，以其人血虚，麻黄发其阳故也，若面热如醉者，此为胃热上冲熏其面，加大黄以利之。

（14）先渴后呕，为水停心下，此属饮家，小半夏加茯苓汤主之。

2. 悬饮

脉沉而弦者悬饮内痛，病悬饮者，十枣汤主之。

3. 溢饮

病溢饮者当发其汗，大青龙汤主之，小青龙汤亦主之。

4. 支饮

（1）膈间支饮，其人喘满，心下痞坚，面目黧黑，其脉沉紧，得之数十日，医吐下之不愈，木防己汤主之，虚者即愈，实者三日复发，复与不愈者，宜木防己汤去石膏加茯苓芒硝汤主之。

（2）心下有支饮，其人苦冒眩，泽泻汤主之。

（3）支饮胸满者，厚朴大黄汤主之。

（4）支饮不得息，葶苈大枣泻肺汤主之。

（5）呕家本呕，渴者为欲解，今反不渴，心下有支饮故也，小半夏汤主之。

（6）夫有支饮家，咳烦胸中痛者，不猝死，至一百日或一岁，宜十枣汤。

从上面许多方剂中可以归纳为四类：第一，痰饮正治，以温化为主，如苓桂术甘汤、肾气丸等；第二，兼表证者，温而发汗，如大小青龙汤等；第三，在下焦者，温而利小便，如泽泻汤、小半夏加茯苓汤等；第四，深痼难化者，温而攻逐，使从大便排除，如十枣汤、甘遂半夏汤等。但不宜：单靠一条作标准，应把各条综合起来，寻出特征后，予以适当的治疗。比如十枣汤治悬饮，在痰饮、支饮亦用之，又如说："其人有支饮在胸中故也，治属饮家"。可知仲景虽然分

痰饮病

51

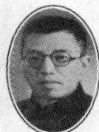

类，并不划地自守。因而还可看到"水在心，心下坚筑短气，恶水不欲饮，水在肺，吐涎沫，欲饮水，水在脾，少气身重，水在肝，胁下支满，嚏而痛，水在肾，心下悸"一节，乃指水饮影响五脏，并非真在五脏之内，即不须根据五脏立方。饮去则脏气自安，故仲景不出治法，有人为补苓桂术甘汤、苓桂甘枣汤等，真如画蛇添足。

一般痰饮症多见咳嗽气喘，患者年龄多在五十岁以上，天寒加剧，天热轻减，由于体质上有变化，很难根治。它的发作每因外寒引起，故小青龙汤最为繁用，若在平时调理，当分脾肾。在脾宜苓桂术甘汤，在肾宜肾气丸，阳气极虚喘促欲脱者，后人加入黑锡丹（黑铅、硫黄、沉香、附子、葫芦巴、阳起石、补骨脂、茴香、肉豆蔻、金铃子、木香、肉桂），但只能用作急救，不可常服，以免铅中毒，至于降气药在痰饮症不起多大作用，泻下之剂更宜谨慎。

消渴病

　　中医治消渴向来分三焦：上消主肺，肺热津伤，渴饮无度，叫做消渴，即《内经》所说"心移热于肺，传为膈消"；中消主胃，胃热常觉饥饿，能食消瘦，叫作消谷，即《内经》所说"瘅成为消中"；下消主肾，口渴引饮，小泄浑浊如膏，叫作肾消，即《内经》所说"肾热病苦渴数饮身热"。三消口渴不尽属于热症，故由于火盛者称作阳消，也有气化无权的称作阴消。《金匮》论消渴极为简略，如说："厥阴之为病，消渴气上冲心，心中疼热，饥不欲食，食即吐蛔，下之不肯止"；又："趺阳脉浮而数，浮即为气，数即消谷而大（大下疑脱便字）坚，气盛则泄数，数即坚，坚数相搏，即为消渴"；又："男子消渴，小便反多，以饮一斗，小便一斗，肾气丸主之，"都没有指出具体的症、因、脉、治。但在这三条里却不难看出上中下和阴阳的区别，同《内经》理论一脉相承，还替后人开辟了研究道路。近来有不同意三焦之说，并以为西医只有糖尿症，其他可以不问，这种对号入座的办法，将会把中医宝贵经验付诸大海，非我所取。

　　仲景治消渴只有两方：一为肾气丸，乃治下焦虚寒症，后世有用鹿茸丸（鹿茸、麦冬、熟地、黄芪、五味子、鸡内金、苁蓉、补骨脂、牛膝、山萸、人参、地骨皮、茯苓、玄参）的，脱胎于此，效力较胜，倘然下焦有热，当从六味丸法，或用大补地黄丸（生地、熟地、山药、萸肉、杞子、白芍、当归、玄参、知母、黄柏、苁蓉）可以意会；另一为白虎加人参汤，当治上中消之肺胃热盛伤津症，但治上中消热症不宜

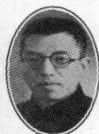

过分寒凉，一般用天花粉散（花粉、生地、麦冬、干葛、五味子、甘草、粳米）或玉女煎（石膏、地黄、麦冬、知母、牛膝）加减较妥。此外，五苓散和文蛤散症本非消渴，因为也有口渴现象，仲景把它并列以资鉴别，兹不讨论。

小便不利

本篇原题作小便利，但篇中多为小便不利症，因改小便不利。小便不利有多种原因，故后世治法有淡渗、分利、清降、宣通、清润、升举和温化等等。《金匮》叙列的比较单纯，除"小便不利，有水气，其人苦渴，瓜蒌瞿麦丸主之"条指出水气内停，"脉浮发热，渴欲饮水，小便不利者，猪苓汤主之"条指出燥热水结现象外，如"小便不利，蒲灰散主之，滑石白鱼散、茯苓戎盐汤并主之"一条，没有症状可供参考。况且有人说，蒲灰即蒲蓆烧灰，白鱼即衣鱼，以及乱发治小便不利等，古今作家纷纷考据，我因从未用过，愧无经验，不敢强作解人。

与小便不利类似者又有淋证，但淋证的症状不一，诊治也不同于小便不利。仲景所说："淋病小便如粟状，小腹弦急，痛引脐中，"当指石淋而言。后人用加味葵子散（葵子、茯苓、滑石、芒硝、生草、肉桂）或二神散（海金沙、滑石）用木通、麦冬、车前子煎汤送服。最近有谓金钱草有特效，尚待积累经验，加以肯定。

55

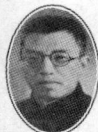

═║ 水气病 ║═

　　《金匮》水气病分为风水、皮水、正水、石水四类，如果从症状和方剂上进行研究，只有表里两大纲，风水、皮水属于外，正水、石水属于内。所以仲景在治则上提出了这样一个提纲："诸有水者，腰以下肿当利小便，腰以上肿当发汗乃愈。"这种治法，就是《内经》所说的"开鬼门、洁净府"，也是后来《医宗金鉴》所说："治诸水之病，当知上下、表里分消之法"，兹择《金匮》原文中意义明显的分列如下。

表	风水	风水其脉自浮，外症骨节疼痛，恶风
		寸口脉沉滑者，中有水气，面目肿大有热、名曰风水
		视人之目窠上微拥，如蚕新卧起状，其颈脉动，时时咳，按其手足上陷而不起者风水
		风水脉浮身重，汗出恶风者，防己黄芪汤主之，腹痛者加芍药
		风水恶风，一身悉肿，脉浮不渴，续自汗出，无大热，越婢汤主之
	皮水	皮水其脉亦浮，外症浮肿，按之没指，不恶风，其腹如鼓，不渴，当发其汗
		皮水为病，四肢肿，水气在皮肤中，四肢聂聂动者，防己茯苓汤主之
		里水（脉经作皮水）者，一身面目黄（脉经作洪）肿，其脉沉，小便不利，故令病水，假如小便自利，此亡津液故今渴也，越婢加术汤主之
		里水，越婢加术汤主之，甘草麻黄汤亦主之
里	正水	正水其脉沉迟，外证自喘
		夫病水人，目下有卧蚕，面目鲜泽，脉伏，其人消渴，病水腹大，小便不利，其脉沉绝者，有水，可下之
	石水	石水，其脉自沉，外证腹满不喘

　　水气究竟是什么病呢？我们在上表内可以看出是肿胀病。因为肿胀原因多属水湿内停，仲景就以水气为名。如说："寸口脉沉而

迟，沉则为水，迟则为寒，寒水相搏，趺阳脉伏，水谷不化，脾气衰则鹜溏，胃气衰则身肿。"又说："问曰：病下利后渴饮水，小便不利，腹满因肿者何也？答曰：此法当病水，若小便自利及汗出者自当愈。"已明白地指示了中气虚寒，水邪中阻。《巢氏病源》把风水、皮水、石水等列入水肿候门，更可证明水气即肿胀症。必须说明，肿与胀不是一种病，胀病中有水胀也有气胀，但气胀经久，可以变成腹水。那么仲景所说的气分，如"气分心下坚，大如盘边如旋杯，水饮所作，桂枝去芍药加麻辛附子汤主之"及"心下坚大，如盘边，如旋盘，水饮所作，枳术汤主之"两条，不是突出的例子。"阴阳相得，其气乃行，大气一转，其气乃散"数语，尤为治疗胀病的关键了。

仲景在四类水气症外，又有五脏水症："心水者，其身重而少气，不得卧，烦而躁，其人阴肿；肝水者，其腹大不能自转侧，胁下腹痛，时时津液微生，小便续通；肺水者，其身肿，小便难，时时鸭溏；脾水者，其腹大，四肢苦重，津液不生，但苦少气，小便难；肾水者，其腹大，脐肿，腰痛不能溺，阴下湿如牛鼻上汗，其足逆冷，面反瘦。"这是五脏受水气侵凌的反映，相等于痰饮病的五脏症候，故亦不出方治。特殊的要算黄汗一症，为风、水、湿、热交郁的表里同病，似水气而实非水气，似历节而也非历节，故仲景在历节病内曾经述及，又在水气病内定出方药，据《金匮》记载："问曰：黄汗之病，身体肿，发热汗出而渴，状如风水，汗沾衣色正黄如柏汁，脉自沉，何从得之？师曰：以汗出入水中浴，水从汗孔入得之，宜芪芍桂酒汤主之"，又："黄汗之病，两胫自冷，假令发热，此属历节，食已汗出，又身常暮卧盗汗出者，此荣气也，若汗出已反发热者，久久其身必甲错，发热不止者必生恶疮，若身重汗出已辄轻者，久久必身瞤，瞤即胸中痛，又从腰以上必汗出，下无汗，腰髋弛痛，如有物在

水气病

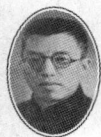

皮中状，剧者不能食，身疼重烦躁，小便不利，此为黄汗，桂枝加黄芪汤主之。"这两方用药相近，目的皆在宣达阳气以疏化郁遏之邪。

仲景治水气，提出了发汗和利小便的大法，然方剂多偏于解表，即症状也偏重于风水和皮水。《医宗金鉴》曾补出十枣汤、神佑丸一类，但肿胀用泻，只能施于一时，且泻而无效，徒然损伤正气，不若利小便的逐渐分消最为妥善。因此，我认为习用的五皮饮（大腹皮、茯苓皮、陈皮、桑白皮、姜皮）和导水茯苓汤（赤苓、白术、泽泻、桑皮、麦冬、紫苏、木瓜、木香、大腹皮、陈皮、砂仁、槟榔、灯心）等时方，在熟练经方之外，也值得很好地掌握。

黄疸病

中医诊断黄疸，除观察目黄、溲黄的深淡及肤色的鲜明和晦滞外，特别重视全身症状，如发热和胸腹部病变等。也就是说，中医治疗黄疸以辨证为根据，或汗或吐或下或利尿，方法并不简单。金匮上指出了谷疸、酒疸、女劳疸等，是指病源而言，若从性质来分，只有如下两类：

1. 湿热

①夫病酒黄疸，必小便不利，其候心中热、足下热，是其证也；②酒黄疸者，或无热、清言了了，腹满欲吐，鼻燥，其脉浮者先吐之，沉弦者先下之；③酒疸心中热，欲吐者，吐之愈；④酒疸下之，久久为黑疸，目青面黑，心中如啖蒜韭状，大便正黑，皮肤爪之不仁，其脉浮弱，虽黑微黄，故知之；⑤师曰：病黄疸发热、烦喘、喘满、口燥者，以病发时火劫其汗，两热所得，然黄家所得从湿得之，一身尽发热而黄，肚热，热在里当下之；⑥脉沉，渴欲饮水，小便不利者，皆发黄；⑦腹满，舌（当作身）萎黄，躁不得睡，属黄家；⑧谷疸之为病，寒热不食，食即头眩，心胸不安，久久发黄为谷疸，菌陈蒿汤主之；⑨黄家日晡所发热，而反恶寒，此为女劳得之，膀胱急，少腹满，身尽黄，额上热，足下热，因作黑疸，其腹胀如水状，大便必黑时溏，此女劳之病，非水也，腹满者难治，硝石矾石散主之；⑩酒黄疸心中懊侬或热痛，栀子大黄汤主之；⑪诸病黄家，但利其小便，假令脉浮，当以汗解之，宜桂枝加黄芪汤主之；⑫黄疸病，茵陈五苓散主之；⑬黄疸腹满，小便不利而赤，自汗出，此为

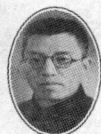

表和里实，当下之，宜大柴胡汤：⑭诸黄腹痛而呕者，宜柴胡汤；⑮诸黄、猪膏发煎主之。

2. 虚寒

①阳明病脉迟者，食难用饱，饱则发烦头眩，小便必难，此欲作谷疸，虽下之，腹满如故，所以然者，脉迟故也；②黄疸病小便色不变，欲自利，腹满而喘，不可除热，热除必哕者，小半夏汤主之；③男子黄，小便不利，当予虚劳小建中汤。

正因为黄疸病以湿热为多，故《内经》曾有"湿热相交，民多病瘅"的条文，后来朱丹溪也有"如盦（音庵）相似，湿热久罨，其黄乃成"的说法。那么，本篇的主方只有茵陈蒿汤，其他都是随症施治。但在这里可以得出仲景的治疗规律。

当清症——心中懊侬，日晡所发热，心胸不安，躁不得眠，渴欲饮水，心中如啖蒜韭状。

当汗症——脉浮。

当吐症——心中热欲吐者，腹满欲吐，脉浮。

当下症——热痛，寒热不食，发热烦喘，胸满，口燥，脉沉弦。

当利尿症——膀胱急，少腹满，小便不利而赤。

当温症——脉迟，食难用饱，小便难。

当补症——虚劳。

尤在泾说："黄疸之病，湿热所郁也，故在表者汗而发之，在里者攻而去之，此大法也。乃亦有不湿而燥者，则变清利为润导，如猪膏发煎之治也。不热而寒，不实而虚者，则变攻为补，变寒为温，如小建中之法也。如有兼证错杂者，则先治兼症而后治本症，如小半夏及小柴胡之治也。仲景论黄疸一症，而于正变虚实之法，详尽如此。"这小结说明《金匮》对黄疸的正治和变法，非常恰当。所以我们不能执一个方来决定大局，仲景的用药也并不是单纯的，如茵陈蒿汤就结合了清、下、利尿三个方法，栀子大黄汤就是吐法栀子大黄汤和下法小承气汤一部分的合剂。故需要分析，也要综合，才能得出正确的治疗。

黄疸病

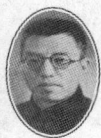

‖ 惊 悸 ‖

　　《金匮》上指出惊悸的定义："寸口脉动而弱，动即为惊，弱即为悸。"惊和悸同样是心跳症，为什么一定要分开来说，我认为这一点是值得注意的。凡暂时受外来刺激而心跳的叫作惊；因内脏衰弱，长期恐吓心跳，或微有声响即心跳不宁的叫作悸。故惊可镇静，悸则必须滋补，这是中医辨证细致的一面。一般所用枣仁汤（枣仁、人参、黄芪、当归、茯苓、陈皮、甘草、远志、莲子、姜、枣）、加味安神丸（地黄、芍药、川芎、当归、陈皮、贝母、黄连、甘草、茯神、麦冬、远志、枣仁、朱砂）和琥珀养心丸（琥珀、龙齿、远志、菖蒲、茯神、人参、枣仁、生地、当归、黄连、柏子仁、朱砂、牛黄）等，都是为了虚证而设。《金匮》对惊悸只提出"心下悸者，半夏麻黄丸主之"，系指水饮所引起的心悸，又"火邪者，桂枝去芍加蜀漆龙骨牡蛎救逆汤主之"，当是温针等误治的坏症，与"动则为惊，弱则为悸"不相联系。

吐 血

吐血病在《金匮》所记载的仅有如下数条：

（1）病人面无血色，无寒热，烦咳者必吐血。

（2）夫酒客咳者，必致吐血，此因极饮过度所致也。

（3）寸口脉弦而大，弦则为减，大则为芤，减则为寒，芤则为虚，寒虚相击，此名曰革，妇人则半产漏下，男于则亡血。

（4）吐血不止者，柏叶汤主之。

（5）心气不足，吐血衄血，泻心汤主之。

（6）夫吐血咳逆上气，其脉数而有热，不得卧者死。

吐血是一个重要证，上面的叙述显然不够全面。但在这数条中包括了热证、虚证和死证，从一般来说，吐血的原因也以热证和虚证为最多，只是症状和方法，无论如何不够详细的。我认为治疗血证，可以参考葛可久的《十药神书》和唐容川的《血证论》。并必须分别三因：外因多为风火暑燥的激动，治宜甘凉清肃，或轻清滋养；内因多为肝肾心脾的损伤，治宜壮水潜阳或引火归元，或苦辛顺气，或大补气血；不内外因多为坠下跌伤，努力屏气和烟酒所造成，治宜祛瘀和络，或予通补。此外，缪仲淳的吐血三诀，宜行血不宜止血，宜补肝不宜伐肝，宜降气不宜降火，使血液循行经络，自然不向外溢，在血症初起用此，可以避免许多流弊。

吐
血

63

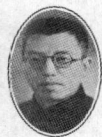

鼻 衄

　　鼻衄多为热症、轻症，暂时发作，虽有出血不止，发现虚脱现象者，毕竟少数。《金匮》上说："尺脉浮，目睛晕黄，衄未止，晕黄去目睛慧了，知衄今止"，目黄当指内热而言。又说："从春至夏衄者太阳，从秋至冬衄者阳明"，也不外指阳气鼓动，迫血妄行。可惜仲景没有留下方剂，其实后世也极少治衄专方，一般多在清热方内加入茅花、柏叶、藕节等，较重的再用生地、阿胶，最严重的用犀角地黄汤（犀角、地黄、芍药、丹皮）。

　　《伤寒论》曾经说："太阳病脉浮紧，发热身无汗，自衄者愈"，又说："太阳病脉浮紧无汗，发热身疼痛，八九日不解，表症仍在，此当发其汗，服药已微除，其人发烦目瞑，剧者必衄，衄乃解，所以然者，阳气重故也。"在表证上因衄血而病愈，相等于汗出热退，故后人称作"红汗"。凡既经衄血不可再予发汗，故《金匮》上指出："衄家不可汗，汗出必额上陷，脉紧急，直视不能眴，不得眠。"推而广之，一切血证都应忌汗，以免动阴耗阳，所以仲景又说："亡血家不可发其表，汗出则寒栗而振。"

　　《金匮》于本篇内又有瘀血证两条："病人胸满，唇痿、舌青、口燥，但欲漱水不欲咽，无寒热，脉微大来迟，腹不满其人言我满，为有瘀血。""病者如热状，烦满口干燥。而渴，其脉反无热，此为阴伏，是瘀血也，当下之。"我不成熟的意见，可能是指血证的后遗症，《千金方》所谓"鼻衄吐血不尽，内余瘀血"。一般治疗血证，往往寒凉止涩，血虽止而离经之血内停，便为瘀血。这种瘀血，有停留上焦的，也有停留下焦的，故有胸满和腹满之异。依据仲景治法，当以桃仁承气汤（桃仁、大黄、芒硝、桂枝、甘草）为主。但不用攻下，改用复元活血汤（当归、桃仁、红花、柴胡、当归、花粉、山甲、大黄、甘草）或香壳散（香附、枳壳、青皮、陈皮、乌药、赤芍、蓬莪术、当归、红花、甘草）加减亦可以。

鼻衄

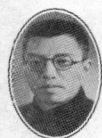

便 血

大便下血，《金匮》分远近论治："下血，先便后血，此远血也，黄土汤主之；下血，先血后便，此近血也，赤小豆当归散主之。"远近是指出血部位，远当指胃和小肠，近当指大肠和直肠部分。因为远故血在粪后，因为近故血在粪前，同时可以想到远血的血色当为紫黑，近血的血色当为鲜红，但实际并不一定。且从方剂的功效研究，黄土汤是温补止血，赤小豆当归散是和营清热，应用时也不能固执先后。我认为远血近血是辨证的大法，必须具体地再分虚实寒热：从血色来辨，稀淡为虚寒，鲜稠为实热；从兼症来辨，虚寒多面色萎黄，脉弱气怯，实热多便闭困难，脉滑口渴。故用黄土汤时如果有中气下陷或下元虚惫现象，可与补中益气汤（黄芪、人参、白术、甘草、陈皮、当归、升麻、柴胡、姜、枣）或十全大补汤（当归、生地、芍药、川芎、人参、白术、黄芪、肉桂、茯苓、甘草）结合，用赤小豆当归散时如果火重或挟风邪，也可和约营煎（生地、赤芍、黄芩、地榆、续断、甘草、槐花、荆芥、乌梅）及槐花饮（生地、当归、侧柏叶、荆芥、槐花、川芎、枳壳、甘草）等同用。

呕吐哕

一般以有声有物叫作呕，有物无声叫作吐，有声无物叫作哕，故哕也叫干呕。但《金匮》上并不以此区别，主要是辨证求因，作为治疗的准则。例如："先呕却渴者此为欲解，先渴却呕者为水停心下，此属饮家。呕家本渴，今反不渴者，以心下有支饮故也，此属支饮"；又"问曰：病人脉数，数为热，当消谷引饮，而反吐者何也？师曰：以发其汗，令阳微膈气虚，脉乃数，数为客热，不能消谷，胃中虚冷故也。脉弦者虚也，胃气无余，朝食暮吐，变为胃反，寒在于上，医反下之，今脉反弦，故名曰虚"；又"趺阳脉浮而涩，浮则为虚，涩则伤脾，脾伤则不磨，朝食暮吐，暮食朝吐，宿谷不化，名曰胃反，脉紧而涩，其病难治"等，都是从症状寻求原因的方法，当然切脉也是重要一环。还可在用药法则里，看出症因复杂，治疗也非常复杂，兹分如下。

（1）胃寒：①呕而胸满者，茱萸汤主之；②干呕吐涎沫，头痛者，茱萸汤主之；③干呕吐逆，吐涎沫，半夏干姜散主之；④干呕兼哕，若手足厥者，橘皮汤主之。

（2）胃热食已即吐者，大黄甘草汤主之。

（3）胃虚胃反呕吐者，大半夏汤主之。

（4）肠热干呕而利者，黄芩加半夏生姜汤主之。

（5）湿热呕而肠鸣，心下痞者，半夏泻心汤主之。

（6）水饮：①诸呕吐谷不得下者，小半夏汤主之；②呕吐而病在膈上，后思水者急予之，思水者猪苓汤主之；③胃反吐而渴欲饮水

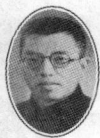

者，茯苓泽泻汤主之；④病人胸中似喘不喘，似呕不呕，似哕不哕，彻胸中愦愦然无奈（烦闷难言的意思）者，生姜半夏汤主之。

（7）阳虚呕而脉弱，小便复利，身有微热，见厥者难治，四逆汤主之。

（8）虚热哕逆者，橘皮竹茹汤主之。

（9）太阳证吐后渴欲饮水而贪饮者，文蛤散主之，兼主微风，脉紧头痛。

（10）少阳证呕而发热者，小柴胡汤主之。

倘然把上面分类再加归纳，可以认识：一类是胃的本病，受着寒和热的刺激或机能衰弱而上逆，必须止呕；一类是因其他疾患所引起，或仅仅是一般的兼症，只要予以照顾或仅治主病，呕吐自止。

呕吐固然是一种病，但治法里也有吐法。可见有些病是靠自然的祛邪机能得呕自愈，或者得吐可以轻减，显著的如伤食和停饮等，往往自吐后即感舒畅，这种只需在吐后和其胃气，不必再予止呕剂。有些呕吐其势正在上逆，不可攻下直折，致生他变，除非因下焦病引起的，可以斟酌变通。还有胃脘痈破溃呕吐，须待脓物排尽，非但不可止呕，并要助其消痈排脓。故《金匮》又有"病人欲吐者，不可下之"；"哕而腹满，视其前后，知何部不利，利之即愈"和"呕家有痈脓不可治，呕脓尽自愈"等指出。仲景临床经验的丰富，于此可见。

下利病

《金匮》下利病包括泄泻和痢疾，再分出虚实两项，掌握了"虚则补之，实则泻之"的原则进行治疗。先言泄泻：

1. 虚寒证

（1）下利腹胀满，身体疼痛，先温其里，乃攻其表，温里宜四逆汤，攻表宜桂枝汤。

（2）下利清谷，里寒外热，汗出而厥者，通脉四逆汤主之。

（3）下利气者，当利其小便。

（4）气利，诃黎勒散主之。

2. 实热证

（1）下利三部脉皆平，按之心下坚者，急下之，宜大承气汤。

（2）下利脉迟而滑者实也，利未欲止，急下之，宜大承气汤。

（3）下利脉反滑者，当有所去，下乃愈，宜大承气汤。

（4）下利已瘥，至其年月日时复发者，以病不尽故也，当下之，宜大承气汤。

（5）下利谵语者，有燥矢也，小承气汤主之。

这里有两点疑问，第一，气利是否虚证？我认为下得气者是指欲利无物，但泄气体，或挟粪汁少许，此症多见于久利，故用诃黎勒止涩。尤在泾释为"气随利失"，《医宗金鉴》以为气陷大肠之类，都不透彻，有人解作赤痢下泡沫，与治法更不符合了。第二，下利至年月日时复发者，是否指一般下利？我认为当指痢疾为妥，痢疾常有病邪潜伏至隔年复发，仍以"通因通用"治之。唐容川以为湿热未尽，

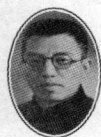

至来年长夏内外合邪而复作，比较接近。兹一并提供讨论。至于下利的原因和治法甚多，仲景在这里仅举出了温中和攻下，实不全面，当与《伤寒论》中有关下利症结合，特别是利小便法，明明是消化系疾患，却从泌尿系来治疗，我认为最为突出。虽然在今天我们可以理解帮助肾脏把陈宿的水分排出以后，会向胃肠里吸收新的水分，因而大便得到改善，但目前只有中医会用此法。仲景于下利还特别指出发热一症，也附带提出了相反的恶寒症，如"下利脉沉弦者为下重，脉大者为未止，脉微弱数者为欲自止，虽发热不死；下利有微热而渴，脉弱者令自愈；下利脉数，有微热汗出，令自愈，设脉紧为未解；下利脉反弦，发热身汗者自愈；下利手足厥冷无脉者，灸之不温，若脉不还，反微喘者死；下利后脉绝手足厥冷，晬时脉还手足温者生，脉不还者死"，核其主要用意，在于辨别虚实和外感内伤。下利为胃肠病，最易影响脾肾，凡实症外感症多轻，虚症内伤症多重。故恶寒而手足厥冷，或厥冷而兼戴阳，都为阳虚、阳越现象，认作难治。阳虚之证大忌疏表，疏表则阳更虚而不能运化，故指出"下利清谷，不可攻其表，汗出必胀满"。相反地热郁虚烦，非阳虚之症，可以用吐法，吐法兼有发汗作用，所谓"下利后更烦，按之心下濡者为虚烦也，栀子豉汤主之。"

次言痢疾，也分虚实两类：

1. 实热

①下利脉数而渴者，令自愈，设不差，必圊脓血，以有热故也；②下利寸脉反浮数，尺脉自涩者，必圊脓血；③热利下重者，白头翁汤主之；④下利肺（疑腹字之误）痛，紫参汤主之。

2. 虚寒

下利便脓血者，桃花汤主之。

这里所指实热痢似以血痢为主，但白头翁汤治痢不限于血痢，我在上海市第十一人民医院时，试用于细菌痢和阿米巴痢疗效都极高。其次桃花汤虽有温涩作用，李东垣尝仿其意作诃子散（诃子、御米壳、干姜、橘红），但遇严重症可参考罗谦甫真人养脏汤（人参、白术、当归、白芍、罂粟壳、诃子、肉豆蔻、肉桂、木香、甘草），力量较大，寒甚的还可加附子。

下利病

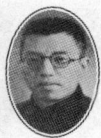

‖ 四肢病 ‖

四肢运动障碍，《金匮》只有三条：一为"病人常以手指臂肿动，此人身体瞤瞤者，藜芦甘草汤主之。"历来注家从药审症，都认为风痰凝聚胸膈，故用催吐方剂，我意风痰内积，影响经络，可以有此症状，并且兼见微痛微麻，近多归于风科范围。采用针灸疗法外，内服导痰汤（胆星、枳实、半夏、陈皮、甘草、茯苓、姜、枣）或指迷茯苓丸（半夏、茯苓、枳壳、风化硝、姜汁），化痰燥湿，用意相近。一为"趺蹶，其人但能前不能却（后退），刺腨入二寸，此伤太阳经也"。这一条注家有很多意见，且有把"趺"字改作"跌"字，解释为跌仆损伤，首先指出这种说法是不妥当的。趺即足跗，蹶为僵硬，趺蹶是足背不活动，非但能前不能退，连前进也趑趄难行。其次，有人把刺入腨内伤了太阳经，误为是此病由刺伤所作，也有商讨必要。从病症和经文语气来看，其病在太阳经运用不灵活，既在太阳经络当以针刺为简捷，腨部穴位除承筋禁针外，其他合阳、承山、飞阳等穴本能治转筋腨痛。但一般刺入八分至寸许，这里所说二寸，有待专家考证了。另一为："转筋之为病，其人臂脚直，脉上下行（形容劲急而不柔和），微弦，转筋入腹者，鸡屎白散主之。"转筋是一种痉挛症状，多见于霍乱，即因转筋而来。主要是下肢经脉失其营养或寒冷乘袭，其筋有如绳索之绞紧而短缩，故《内经》谓"血气皆少则善转筋，"巢氏《诸病源候论》上说："随冷所入之筋则转，转者由邪冷之气系动其筋而移转也。"此症极少单独出现，一般治法都在应用方内加入木瓜、吴萸等舒筋祛寒，也有用白酒外擦，或炒盐使热包裹温熨。我于鸡屎白散缺乏临床经验，如果从《内经》用鸡矢醴治鼓胀来说，那么目的在于通利，可能还有内脏病症，仲景略而未言。

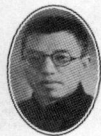

疝气病

"阴狐疝气者，偏有大小，时时上下，蜘蛛散主之，"仲景论疝气只此一条。按阴狐是形容睾丸的或上或下，卧时可推揉使升，行动则又下坠，好像狐狸的昼出夜伏状。《内经》论狐疝多属于厥阴经，蜘蛛散的作用在于温散通利，意义符合，故我同意陈修园把桂枝改为肉桂直达下焦。至于蜘蛛治疝，没有用过，不敢人云亦云，兹介绍聚香饮（丁香、乳香、沉香、檀香、木香、藿香、肉桂、姜黄、乌药、桔梗、甘草、玄胡、姜、枣）作为参考。

蛔虫病

　　《金匮》治蛔虫，首先指出："问曰：腹痛有虫，其脉何以别之？师曰：腹中痛，其脉当沉，若弦及洪大者，故有蛔虫。"这是一种鉴别诊断，意思是蛔虫多腹痛，一般腹痛由于受寒，寒脉当沉，若现弦或洪大，即当留意虫病。但这也不能那么简单，应该观察腹痛是否阵发性的？剧烈程度如何？痛时面色有无改变？有没有恶心呕吐？此外如舌苔剥蚀、鼻内作痒等特征，以及大便、食欲、性情均须顾及。

　　治疗蛔虫以杀虫为主，甘草粉蜜汤是一个最早的杀虫药方，方内的粉当是铅粉，"本草纲目"记载铅粉能杀三虫，可以引证。其次是用多种性味来制止虫的活动，使其萎靡至死，如乌梅丸是。据《医方集解》解释："蛔得酸则伏，故以乌梅之酸收之，蛔得苦则安（不活动的意思），故以连、柏之苦安之，蛔得寒则动，故以桂、附、姜、椒温其中脏。我以为甘草粉蜜汤用铅粉杀虫为主药，以甘、蜜为诱饵，蜜还有通便作用，促使虫体排出体外，用意周到，也是极其科学的。记得余云岫曾把《伤寒论》里的甘草看作无用之物，他根本不知道仲景用炙甘草汤治心悸，是以甘草补虚，甘桔汤治咽痛，是以甘草解毒，甘草干姜汤治肺痿，是以甘草和中，像这里甘草粉蜜汤的杀虫，又是以甘草为引诱，同样把甘草用作君药，却起不同的特殊作用。所以不懂中医，批评中医，不免是盲目的。

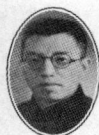

外科疾病

"诸浮数脉，应当发热而反洒淅恶寒，若有痛处，当发其痈，"
又"诸痈肿欲知有脓无脓，以手掩肿上，热者为有脓，不热者为无
脓。"这是《金匮》辨外疡生成和化脓与否的提纲，不免太简略。在
证治方面只提出肠痈和浸淫疮两种，肠痈是内痈之一，浸淫疮是皮肤
病之一，与上述辨证也无关系。我们从《内经》里看到痈、疽、痤、
痱、大疔等名词，还有更具体的猛疽、脑烁、赤施、兔啮、四淫等名
称，在治法上也有内服药、针砭法和截除手术等，可以想见仲景时当
有更大进步。然而《金匮》里极不详尽，必有残缺。

仲景论肠痈症："肠痈之为病，其身甲错，腹皮急，按之濡如
肿状，腹无积聚，身无热，脉数，此为肠内有痈脓，薏苡附子败酱散
主之。"又说："肠痈者，少腹肿痞，按之即痛，如淋小便自调，时
时发热，自汗出，复恶寒，其脉迟紧者，脓未成，可下之，当有血，
脉洪数者，脓已成，不可下也，大黄牡丹皮汤主之。"按肠痈即现在
所说的阑尾炎，薏苡附子败酱散和大黄牡丹皮汤用法实有差别，是否
前者指慢性后者指急性，殊难确定。我尝用大黄牡丹皮汤加败酱、银
花治初期肠痈，确有效果，十年前西医对肠痈动手术视作奇货，甚至
索取金条，故服中药者甚多。但治不如法，变化极速，化脓后且有转
变为腹膜炎的危险，故仲景也有不可下的训诫。在目前人民政府领导
下，医院制度大大改善，本人主张非有确实把握时还是速施手术为
是。速施手术为了根本解决，并不等于中医没有办法，也不是说不必
再加研究。

浸淫疮的意义是浸润淫溢不已，即俗称湿疮。初起肌肤有颗粒作痒，搔破后脂水蔓延，逐渐扩大，《千金方》所谓"瘙痒者初如疥，搔之转生汁相连着是也"。此症小儿患者最多，生于头面，日夜啼哭，用油膏不相宜，用黄连粉扑之有好处，但不解决问题。我根据黄连粉清化法佐以凉血之品，用鲜生地、鲜首乌、丹皮、赤芍、苦参、白鲜皮、绿豆衣、生草煎服，极有效验。

外科疾病

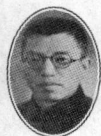

┃ 伤科疾病 ┃

　　"问曰：寸口脉微浮而涩，法当亡血若汗出，设不汗出云何？答曰：若身有疮，被刀斧所伤，亡血故也。"又："病金疮，王不留行散主之。"此二条系不内外因之外伤症，金疮即金创，亦即刀斧所伤，王不留行散的作用在于和血镇痛。魏荔彤说："王不留行为君专走血分，止血定痛，而且除风散痹，于血分最宜也，佐以蒴藋叶与王不留行性共甘平，入血分清火毒祛恶气，倍用甘草以益胃解毒，芍药、黄芩助清血热，川椒、干姜助行血瘀，厚朴行中带破，惟恐血乃凝滞之物，故不惮周详也，桑根白皮性寒，同王不留行，蒴藋烧灰存性者，灰能入血分止血也，为金疮血流不止者设也。小疮则合诸药为粉以敷之，大疮则服之，治内以安外也。"日本丹波元简亦说："王不留行《本经》云治金疮，止血逐痛，蒴藋本草不载治金疮，而接骨木一名木蒴藋，《唐本草》谓治折伤，续筋骨，盖其功亦同，桑根白皮《本经》云治绝脉，《别录》谓可以缝金疮，知是三物为金疮之要药。"

妇科疾病（上）

　　《金匮》妇科疾病分为两类，一为胎产，一为经带杂病。考《隋书》经籍志有张仲景方十五卷，疗妇人方二卷，这里所录的可能就是疗妇人方。文字上有不可解，且方与症有不符合处，疑是残缺和传抄错误，兹选择分述之。

　　仲景于胎前杂病，首先指出怎样诊断受孕："妇人得平脉，阴脉小弱，其人渴，不能食，无寒热，名曰妊娠。"其次，怎样来辨别怀孕和癥病的疑似："妇人宿有癥病，经断未及三月而得漏下不止，胎动在脐上者为癥痼害。妊娠六月动者，前三月经水利时胎也，下血者后断三月衃也，所以血不止者，其癥不去故也。当下其癥，桂枝茯苓丸主之。"再次，如何来安胎："妇人妊娠，宜常服当归散；妊娠养胎，白术散主之。"安胎之法，中医向来重视，唐朝孙思邈还订出逐月养胎方，其实身体健康者可以不借药力调摄。体会仲景二方，当归散以和血清热为主，白术散的作用在于温中去寒，如果不是血虚生热或挟寒兼湿的孕妇，不仅无服用必要，并且极不相宜，那么仲景所说养胎，目的还在却病。故朱丹溪尝把白术、黄芩称为安胎要药，在《丹溪心法》附余里却又说当归散为"养血清热之剂，瘦人血少有热，胎动不安，素曾半产者宜之"。

　　怀孕常见症为恶阻和腹痛，仲景指出："妊娠呕吐不止，干姜人参半夏丸主之。"这里的呕吐不等于一般恶阻，当是胃寒有饮，故以温中为主。又指出："妊娠腹中痛，是为胞阻，胶艾汤主之；妇人怀妊，腹中疠痛，当归芍药散主之。""据《脉经》胞阻作胞漏，指妊

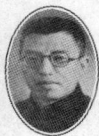

娠漏红，胶艾汤即习用的胶艾四物汤，意在温养。当归芍药散的组成相近于时方逍遥散，以调肝和脾为主。前者宜于止血，后者宜于肝气不调，临床上必须辨证使用。

胎前大小便方面，指出了"妊娠有水气，身重，小便不利，洒淅恶寒，起即头眩，葵子茯苓散主之"，又"妊娠小便难，饮食如故，当归贝母苦参丸主之"。我认为有水气而小便不利，用葵子、茯苓利水，小便利则水自除，主症不在小便不利，葵子有碍妊娠，不宜过量。小便难而饮食照常的用当归、贝母和苦参来治，很难理解，古今注家多望文生训，理论脱离实际。近得金华沈介业中医师来信，指正这条小便难当作大便难，经他祖父五十年的经验和他自己试用，效验非凡。信里说："孕妇患习惯性便闭，有时因便闭而呈轻微燥咳，用当归四份，贝母、苦参各三份，研粉白蜜和丸，服后大便润下，且能保持一天一次的正常性，其燥咳亦止。过去吾家对孕妇便难之不任攻下者，视此为秘方"云云。用当归贝母苦参丸治大便难，非但符合理论，且下文"饮食如故"也有着落，多时疑团，涣然水释，使我衷心钦佩。可以明确，我们要整理和发扬中医学遗产，必须加强团结，发挥群众智慧，搜集多方面的经验，这是最切实的一个事例。

关于产后，首先指出一般的新产病症："问曰：新产妇人有三病，一者病痉，二者病郁冒，三者大便难，何谓也？师曰：新产血虚多汗出，喜（疑善字）中风，故令病痉；亡血复汗，寒多，故令郁冒；亡津液胃燥，故令大便难。"接着说明郁冒和大便难的诊治："产妇郁冒，其脉微弱，呕不能食，大便反坚，但头汗出，所以然者，血虚而厥，厥而必冒，冒家欲解，必大汗出，以血虚下厥，孤阳上出，故头汗出，所以产妇喜汗出者，亡阴血虚，阳气独盛，故当汗出，阴阳乃复，大便坚，呕不能食，小柴胡汤主之。病解能食，七八日更发热者，此为胃实，大承气汤主之。"再从善于中风的原因补充产后中风的诊治："产后中风，发热面正赤，喘而头痛，竹叶汤主之"，又"产后风续续数十日不解，头微痛，恶寒时时有热，心下闷，干呕汁出，虽久，阳旦证续在者，可与阳旦汤"。

其次，特别重视腹痛症，有属于血虚寒结的，如"产后腹中疞痛，当归生姜羊肉汤主之，并治腹中寒疝，虚劳不足。"有属于气结血凝的，如"产后腹痛，烦满不得卧，枳实芍药散主之"。又有属于瘀血内阻的，如"产妇腹痛，法当与枳实芍药散，假令不愈者，此为腹中有干血着脐下，宜下瘀血汤主之，亦主经水不利"。如果瘀血内阻与大便燥实同时互见的，通便之后，往往恶露亦行，故又说："产后七八日，无太阳症，少腹坚痛，此恶露不尽，不大便、烦躁发热，切脉征实，再倍发热，日晡时烦躁者，不食，食则谵语，至夜即愈，宜大承气汤主之。"

他如："产后下利，虚极，白头翁加甘草阿胶汤主之"，说明产后下痢治法与一般相同，不同者在于照顾体虚。又如："妇人乳中虚，烦乱呕逆，安中益气，竹皮大丸主之"，乳中即哺乳期内，说明哺乳期内烦热同样可用凉剂，但须顾及中气，故以枣肉为丸。

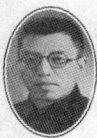

妇科疾病（下）

妇科杂病，首重月经，仲景对于经闭症提出"带下经水不利，少腹满痛，经一月再见者，土瓜根散主之"和"妇人经水不利下，抵当汤主之"等通经法。又于经漏症提出"妇人陷经，漏下黑不解，胶姜汤主之"的温经法。尤其注意热入血室一症，反复指出：

（1）妇人中风，七八日续来寒热，发作有时，经水适断，此为热入血室，其血必结，故使如疟状，发作有时，小柴胡汤主之。

（2）妇人伤寒发热，经水适来，昼日明了，暮则谵语如见鬼状者，此为热入血室，治之，无犯胃气及上二焦，必自愈。

（3）妇人中风，发热恶寒，经水适来，得之七八日，热除脉迟身凉和，胸胁满如结胸状，谵语者，此为热入血室也，当刺期门，随其实而取之。

（4）阳明病下血谵语者，此为热入血室，但头汗出，当刺期门，随其实而泻之，濈然汗出则愈。

热入血室是指月经适来，或月经刚净，感染热病，或热病其中，月经来潮，邪热乘虚袭入子宫，使血瘀凝，故治法不论用针用药，都以泄热为主。但已经热入血室而仍用小柴胡汤，不免偏于片面，过去我治此症，在小柴胡汤内或加丹参、赤芍，或加泽兰、焦山栀，热甚的再酌加生地，效果良好，提供考虑。

《金匮》带下病的记载，一用内服法："问曰：妇人年五十所，病下利（应作血）数十日不止，暮即发热，少腹里急，腹满，手掌烦热，唇口干燥何也？师曰：此病属带下。何以故？曾经半产，瘀血在少腹不去。何以知之？其症唇口干燥，故知之，当以温经汤主之。"

一用外治法："妇人经水闭不利，脏坚癖不止，中有干血，下白物，矾石丸主之。"我于矾石丸无临床经验，温经汤的意义，注家拘于经文和方名，不曾说透。我的初步意见，很像现在所说的子宫癌症，故症情复杂，而温经汤总的效用在于生新祛瘀，并不限于带下，且待研究。至于有人把带下解释为"带脉下病"，也有解释为"腰带以下之病"，都是依据丹波元简"古所称带下，乃腰带以下经血诸疾之谓也"一语，不知丹波所说的是带下医，本条所说的是带下病，不能混为一谈。

妇科病以经带胎产为主要，已如上述。《金匮》还记载了不少杂病，简释如下：

（1）"妇人咽中如有炙脔（形容喉头梗阻吞吐不得），半夏厚朴汤主之。"——后来称作梅核气，由于忧郁气结，喉间不利则黏液增多，故用辛以散结，苦以降逆。习用的四七汤（半夏、厚朴、茯苓、紫苏、姜、枣）开郁化痰，和本方实同，所以称四七的理由，因为这四药能治七情之气。

（2）"妇人脏躁，喜悲伤欲哭，像如神灵所作，数欠伸，甘麦大枣汤主之。"——此即现代所说歇斯底里症，过去诊断为子脏血虚，影响心肝两经。患此者感觉灵敏，情绪易于波动，往往想入非非，无法劝解，故方取平淡，专予缓急养心。我意有些严重的情志病多忧多虑，也宜体会此意，用药避免刺激。

（3）"妇人六十二种风，腹中血气刺痛，红蓝花酒主之。"——六十二种风，无从考证，风症而用血药，一般认为"治风先治血，血行风自灭"，但养血熄风，多指虚症，本方似以活血通经为主，不必拘泥风字。

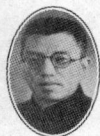

（4）"妇人腹中痛，小建中汤主之。"——这是补虚缓中的方法，宜于脾经虚寒腹痛。

（5）"妇人少腹满如敦（音对、古代置黍稷的器具，形圆中部突出）状，小便微难而不渴，生后（即产后）者，此为水与血俱结在血室也，大黄甘遂汤主之。"——水血互结，本为实症，由于产后体虚，在攻逐方内佐用阿胶。

（6）"问曰：妇人病饮食如故，烦热不得卧而反倚息者，何也？师曰：此名转胞，不得溺也，以胞系了戾（缠绕较纽的意思），故致此病，但小便利则愈，肾气丸主之。"——转胞亦作胞转，胞指膀胱，胞系疑即括约肌。主症是小便不利，脐下急胀，故但利小便即愈。此症多由强忍小便得来，与一般因病而致溺闭不同，与阳不化气的小便难更不同，仲景用肾气丸似有疑问，这是一方面。另一方面，男女都有患转胞症，这里指明妇人，那么只有孕妇胎压膀胱为多，一般用升举法或探吐法，也不是肾气丸能治。因此，我意由于忍尿而无其他原因的小便不利，可以施行导尿手术，比较简捷。

（7）"妇人阴寒，温中坐药，蛇床子散主之。"——和上面的矾石丸同为外治法，后人以蛇床子、吴茱萸为末，加麝香蜜丸，绵裹纳阴中，据说效力较胜。

（8）"少阴脉滑而数者，阴中即生疮，阴中蚀疮烂者，狼牙汤洗之。"——狼牙清热散邪，有杀虫作用，并可内服龙胆泻肝汤（龙胆草、生地、山栀、黄芩、柴胡、当归、车前、泽泻、木通、甘草）作为辅助。

总的来说，任何一病都有多种原因，仲景对以上诸症各用一个方剂来治，显然不够细致。然而这些方剂用之得当还是有特殊效果，在于临床上善于选择而已。

最后补充，《金匮》有妇人三十六病之说，一则曰"妇人三十六病不在其中"，再则曰"三十六病千变万端"，究竟是哪几种病没有说明。考《巢氏病源》："张仲景三十六病，皆由子脏冷热劳损而挟带下，起于阴内，"那么都是生殖系疾患当无疑义。中医研究院徐季含老中医师曾经和我商榷，认为妇人三十六病即在《金匮》妇人病三篇之内，他指出"妊娠篇十一条，除去末一条见《玉函》为针治外，实为十条；产后篇十一条，除去末二条为后人附方外，实为九条；杂病篇二十三条，除去前四条见《伤寒论》，末一条属小儿科和其中总论一条外，实为十七条，三篇恰为三十六条，都有症有方。并附内容如下：

（1）妊娠口渴、不能食：桂枝汤。

（2）癥病漏下：桂枝茯苓丸。

（3）胎胀腹痛：附子汤。

（4）胞阻下血：胶艾汤。

（5）妊娠腹疠痛：当归芍药散。

（6）妊娠呕吐不止：干姜人参半夏丸。

（7）妊娠小便难：当归贝母苦参丸。

（8）妊娠水气身肿：葵子茯苓散。

（9）妊娠使易产：当归散。

（10）养胎：白术散。

（11）新产郁冒、痉病、大便难：小柴胡汤、大承气汤。

（12）产后腹疠痛：当归生姜羊肉汤。

（13）产后腹痛烦满：枳实芍药散。

（14）产后瘀血腹痛：下瘀血汤。

（15）产后恶露不尽，发热烦躁便闭：大承气汤。

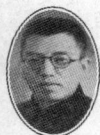

（16）产后中风：阳旦汤。

（17）产后风面赤而喘：竹叶汤。

（18）乳中虚烦乱呕逆：竹皮大丸。

（19）产后下利：白头翁加甘草阿胶汤。

（20）咽中如炙脔：半夏厚朴汤。

（21）脏躁：甘麦大枣汤。

（22）吐涎沫，心下痞：小青龙汤、泻心汤。

（23）腹痛手掌烦热，带下：温经汤。

（24）带下，经水不利：土瓜根散。

（25）半产漏下：旋覆花汤。

（26）陷经漏下：胶姜汤。

（27）血室水血俱结：大黄甘遂汤。

（28）经水不利下：抵当汤。

（29）经闭，下白物：矾石丸。

（30）腹中血气刺痛：红蓝花酒。

（31）腹中诸疾痛：当归芍药散。

（32）腹痛：小建中汤。

（33）转胞：肾气丸。

（34）阴中寒：蛇床子散。

（35）阴中蚀疮烂：狼牙汤。

（36）阴吹：膏发煎。

徐老提出的当然是初步意见，他还说不敢随便发表，我以为在贯彻百家争鸣方针之下，只要有利于中医文献整理和研究，不是武断的片面的早下结论，我们应该欢迎提出讨论，因代为介绍云。

后 记

　　本文暂告结束。由于作者学识经验有限，虽然企图用另一种方法把《金匮要略》加以整理，帮助同道们学习，但毫无疑问是不够的并且是存在许多缺点的。有些问题还没得到解决，有些凭我主观地提出了意见，还有些是同道们的贡献，都有待读者们进行讨论。因此，我敢进一步要求，如果认为这样做是值得研究的话，希望大家用和风细雨的方式来批评，前人说："旧学商量皆邃密，新知培养转深沉。"这是我的愿望了。

秦伯未记

1957年7月

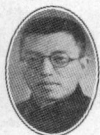

附文

评伤寒与温病之争

《伤寒论》、《温病条辨》、《温热经纬》诸书，今之医家，类皆读之，曰俱类能明其大义，实非不可思议之佛经梵典比也。然读《伤寒论》者，辄眼高于巅，不可一世，目温热为魔道，痛毁至体无完肤；读条辨经纬者，又欣然自得，以为道尽在是，而讥伤寒派之拘泥固执，于是意见日左，而伤寒温热之争起。

吾谓读伤寒者，信能勤求古训；而读条辨经纬者，也不失为博采新知。然医之学问，不在古与新，而在能实用。患伤寒者，吾用麻黄、桂枝而愈，此固伤寒书之长；患温热者，吾用桑、菊、银、翘而愈，亦未始非温热书之特长，换言之，伤寒温热诸书中，有是说，有是方，而用之不效，即是诸书之短。倘医家不能在此等处用功，但就伤寒温热字面上争执，是谓意气之争，虽再历数千百年，而中医求永无进步之一日。

况《伤寒论》中有数方可治温热病，温热书中亦有数方可治伤寒病，何以故，以伤寒温热均有变化，如伤寒传经，可以变为热，即有清凉之剂，而合于温病之治。……吾今明白道破之，则中医之学，素属混合，而不主张隔别，言生理然，言病理亦然，以至言治疗方剂，莫不皆然。故于寒证，不论伤寒杂病，在表则俱得用桂枝，在里俱得用附子、干姜；于热证，不论温热杂病，在上俱得用栀、翘，在下俱得用知母、黄柏；若为肠胃实证，则论伤寒温热杂病，俱得用承气下之。此为一定法则，药可变而法不可变也；是故有是病，用是药，苟认病准确，以温病方用治伤寒证亦可，以伤寒方用治温热病亦佳。……吾敢断其于伤寒温热两无深刻之研究，即于中医之基本学说尚未彻底领略耳。

何谓基本学说？曰：凡习中医而欲求其深造者，必令先读《内经》、《难经》、《伤寒》、《金匮》等，以中医学说，顺流而下，由浅入深，能读古书，则如登泰岱，冈峦起伏，历历可指；然此数种，只能为基本书籍，而不能名曰基本学说。我所称基本学说者，当明了此项学说时，可以解决一切问题，……大抵中医之学说，素属混合，而不主张隔别，素属一片神行，而不主张支离破碎，言生理然，言病理亦然，以至言治疗方剂亦然；故于生理重精神、气血津液，于病理重风寒、暑湿、燥火、痰、虫、食，于治疗方剂重温凉补泻，而以五脏六腑为大前提，在此一二十字中错综变化，以奏其不可思议之神技。

中医诊治之特长，必先求其原因，次求其部位，再出以治法。……能明乎此，则伤寒温热之争，可以休止矣。何以故，寒与温在表面上截然不同，及其变化，在实际上确有相同，而伤寒温热自初起以至变化之用药，不越随症以求因，随因以施治，活泼泼的，绝无成见，是则伤寒之治可通杂病，而温热之治亦可通杂病，杂病既可相通，岂伤寒温热竟如水火之不可相容乎。……吾尝告诫诸弟子曰："读书时要有古人，要有信仰；临诊时要不得古人，万不可固执。"

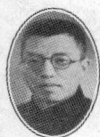

温病条辨分三焦立论

《内经》之论三焦：一则曰三焦者，决渎之官，水道出焉；再则曰上焦如雾，中焦如沤，下焦如渎。《金匮》曰：腠者三焦通汇元真之处。是三焦者，人身之网膜，水津之所归也。《温病条辨》不明经义，以心肺属上焦，脾胃属中焦，肝肾属下焦，根本既揆，安望其能治病哉。于是仲圣内经六经之分，泯然淘汰，悖经之罪，又能逭乎。夫六经犹大匠之规矩，大匠不能舍规矩而成方圆，上工不能弃六经而求标本，故伤寒一书悉以六经统之，未尝以三焦立名也。而邪之所凑，虽有直中三阴者，总以太阳为多，所谓太阳主卫，出入之道路，即温病亦由表入。《伤寒论》曰：太阳病发热而温，身灼热者，名曰温病。玩太阳病三字可知。故《内经》有体若燔炭，汗出而散之文。若从肺入，安得劫汗乎。叶香岩更曰：首先犯肺，逆传心包。自此言出，而阳明为温热之薮之文，无端扫地。殊不知神昏者，乃胃络通于心，胃实而热邪上蒙君王所致。总宜清热和胃为主，安得用犀角、羚羊角之辈。不辨标本，已属大误，况更以滋腻之品，固住其邪乎。于是昔日之神昏，一变而为真神昏矣。推其原，皆上焦心肺误之也，即谓鞠通杀之可也。更证以金匮痉湿暍症，仲景均冠以太阳病，所以明六淫之气，皆人外受，于风有桂枝汤，于湿有麻黄苡米汤，于暍白虎汤以养津酿汗，奈何后人不察之甚耶。呜呼。不明六经而欲议病，吾终见其操刀杀人矣。悲夫悲夫。吾欲无言。

按：《内经》言因于暑，动则喘喝，静则多言，体若燔炭，汗出而散，又言湿上盛而热，治以苦温，佐以辛甘，以汗为故而止。长沙于痉湿暍证，尽冠以太阳病，正与经义密合。后人引经略于治法，吴鞠通始作之俑，于是治病不本六经，庸医乃操刀杀人矣。

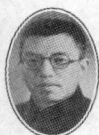

金元四大家学说之研究

四大家有前后之别，前四大家为张仲景、刘河间、李东恒、朱丹溪，后四大家为薛立斋、张凤逵、吴又可、喻嘉言。陆九芝以仲景之圣不得居三子之列，以张子和易之，而前四大家之论定。吾今本兹，作金元四大家学说之研究。

一、刘完素学说之研究

刘完素字守真，河间人，撰《运气要旨论》、《伤寒直格》、《医方精要宣明论》五卷。又虑庸医或出妄说，有《素问玄机原病式》一卷，特举二百八十八字，注两万余言，然好用凉剂以降心火益肾水为主。

河间学说之宗旨，在亢则害、承乃制六字。能明其理，凡阳证似阴，阴证似阳，寒极反热，热极反寒，皆可于此推之，惟河间之精到处在是，而河间之偏颇处亦在是。盖俱言五行之盛，未言五行之衰，所以多用寒凉攻伐也。……其学说或偏，而附翼先哲，开悟后人，功正无量。矧其辨喘症寒热之精细，则知河间未尝不知寒证，其遇寒证，亦治以苦寒，可以断定。乃学者仅观皮毛，而忘其伟大之发明，更多方加以訾议，何耶？

对方剂之研究：仲景伤寒论，不独治伤寒一病。故河间伤寒诸书，所论皆温热之病，而所用皆伤寒论之方。较之后人之但见仲景麻桂姜附法，而不知芩连膏黄法者高出百倍。然于表证立双解散以治伤寒温病；表里实热，天水散以治热伤元气；内外俱热，于里证立三一承气汤以通治实热，于表里证立凉膈散以治心火上盛；中焦燥实，黄连解毒汤以治大热烦渴，干呕谵语。……头痛口干，用桂苓甘露饮。身疼无问风寒，用六神通解散。甘露饮即五苓散加寒水石、石膏、滑石、黄芩，皆以寒凉为主体，高揭其寒凉派之旗帜。

然考宣明论中最精之方，如喑痱之用地黄饮子，多属温补之药。露风之用解风散，多属温散之药。腹胀之用吴茱萸汤，多属温化之药。疼筋之用柏子仁散，多属温运之药。其他伏梁之鳖甲汤；结阴之地榆汤；失音之诃子汤；首风之大川芎丸等，均不以寒凉是尚。然则后人每谓河间好用凉剂，不善用温剂，犹属门外之见，而未能升堂入室者也。

二、张从正学说之研究

张从正字子和，自称戴人，睢州考域人。……其法宗刘守真，用药多寒凉。……著有《儒门事亲》十五卷行世，子和以汗吐下三法为主。其论汗吐下三法云：夫病之一物非人身素有之也，或自外而入，或由内而生，皆邪气也。邪气加诸身，速攻之可也，速去之可也，搅而留之，虽愚夫愚妇皆知其不可也。及其闻攻则不悦，闻补则乐之。今之医者曰：当先固其元气，元气实，邪自去，世间如此妄人，何其多也。夫邪之中人，轻则传久而自尽，稍甚则传久而难已，更甚则暴死。若先论固其元气，以补剂补之，真气未胜，而邪气已交驰横骛而不可制矣。惟脉脱下虚。无邪无积之人，始可议补。其余有邪积之人议补者，是鲧湮洪水之徒也。观子和此论，亦必视其人元气何如，方敢施用，非不察虚实，冒昧攻泻不顾元气者所可藉口。

对方剂之研究：仲景之下剂，至十枣汤而极。子和之下，于水肿用舟车神佑丸、浚川散，举甘遂、芫花、大戟、十枣汤之主药，益以

附
文

93

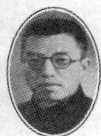

牵牛、大黄、轻粉，助以青皮、木香之破气，其力量之大，实轻仲景方而倍之，真不愧为攻下派之健将。然人于十枣汤则畏惧不敢用，舟车丸、浚川散则反习用而不顾忌，何耶？其他槟榔丸为消宿食之剂亦用牵牛。通经散为治膈食之剂，亦用甘遂。柴胡饮子为疏外邪之剂，亦用大黄。又若牛黄通膈丸，牵牛、大黄并用；泄水，芒硝、商陆并用；七宣丸，桃仁、枳实并用，其用药之泼辣，与近代以平淡见长者，真如冰炭，然其识见之高，殊可推想矣。……在此下吐汗三法之外，求其平正之方，厥惟白术调中丸，人参调中汤盖极吐极下，俱伤中气，不可不有善后之法，然则子和之法，邪去而正自复之法也。

三、李东垣学说之研究

李杲字明之，镇定人。时张元素以医名燕赵间，杲捐千金从学之，不数年，尽传其业。著《内外伤辨》、《脾胃论》、《兰室秘藏》三种。

东垣学说，大旨以脾胃为主，专事升阳。……是以脾阳下陷，胃阳不足之症居多，故用升麻及参苓芪术，脾胃合治，效如桴鼓也。

脾胃虚实传变论，引经立说，为独重脾胃之提纲。首明脾胃为养生之本，盖土为万物之母，脾胃为生化之源，实有至理。中段以"饮食失节，寒温不适，脾胃乃伤"十二字作骨，申明脾胃之气既伤，则元气亦不能充而生诸病之理。……其内外伤辨一文，辨阴证阳证，发明内伤之理，特制补中益气等方，重在温补升阳，以救刘张两家末流攻脾之弊，论饮食劳倦，论饮食伤脾，发明补益消导之理，特畅洁古枳术丸方意，先补其虚，后化所伤，不使峻厉攻下。

对方剂之研究：东垣之著名方剂，为补中益气汤，为清暑益气汤，为升阳散火汤。大致在脾胃不健，中气下陷，故补之益之升之，曲尽其用。然补中益气用以补脾……亦可补心肺，损其肺者益其气，损其心者益其营卫。亦可补肝，木郁则达之，审属佳妙。若阴虚于下者不宜升，阳虚于下者更不宜升，服之动辄得咎。……若清暑益气当为暑微温盛而气虚者之法，倘暑热盛而湿微者，决不可施。升阳散火，亦治阳之郁而非治阳之虚，故用辛温而不用寒药，取火郁发之之旨也。总之东垣长技，不外升柴及参芪苓术，以为甘温能除大热。但参芪所去之热，乃脾肺虚乏之热，非肝肾虚损之热……

其治脾胃实证，有枳实导滞丸。治伤暑热之物，不得施化，百作痞满闷乱不安，有葛花解酲汤。治饮酒太过，呕吐痰逆，心神烦乱，胸膈痞塞，小便不利，有平胃散。治湿淫于内，及积饮痞膈中满，有中满分消丸。治中满热胀、鼓胀、气胀、水胀所用之药，不外厚朴、二术、泽泻、枳实、神曲、茯苓、陈皮辈。观此，东垣于脾胃虚实证之治法，已可得其梗概矣。

四、朱丹溪学说之研究

朱震亨字彦修，婺之义乌人。既负医名，复从罗知悌学。罗得刘完素之再传，而旁通张从正、李杲二家之说，尽得其学而归。著有《格致余论》、《局方发挥》、《伤寒辨疑》、《本草衍义补遗》、《内科精要》、《外科精要》新论诸书。丹溪以刘张李三家之论，去其长而用其短，……而更创阳常有余，阴常不足之论。宗旨偏主滋阴降火。……考其学说之产生，尽于《格致余论》阳有余阴不足及相火二论。……其次于养老、慈幼二论，对于养阴之主议，亦多发挥。吾今引《内经》"阴精所奉其人寿"，又"年四十而阴气自半也，起居衰矣"数语，可知丹溪之说似偏，而持贵阳贱阴之说者，亦未尽当也。况人当垂暮之年，阴精已断，血液不足，孤阳时有飞越之虞。岂

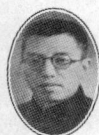

可以其年老气弱下虚，以温补为事，助其元阳，而竭其阴气哉。……

丹溪之主义，其论杂病，亦多独到之处。……再以胎堕言，病源谓冷伤于子脏而堕，丹溪独主血虚内热，阳旺阴亏，故养胎之方，主以黄芩，佐以白术也。再以鼓胀言，鼓胀水肿症，寒热虚实，最难辨认，丹溪专主土败木贼，湿热相乘为病，而以补脾土，养肺金，滋肾水，却盐味，断妄想为治。……衡觉丹溪之思想，殊有突过昔人之处。

对方剂之研究：丹溪以滋阴降火为主，力辟温补燥热之非，遂其大补阴丸之黄柏、知母、龟板。补天丸之用河车、黄柏、龟板、牛膝，咸寒坚阴，苦寒制火，浬成阴虚火旺之正鹄。其他内燥之活血润燥生津方，血燥翻胃之韭汁牛乳饮，消渴之消渴方，均以养阴为能事。……舍滋阴之剂外，越鞠丸之治六郁，痛风丸之治痛风，疝气方之治疝气，皆以清化擅长，则以湿热为主也。左金丸用黄连、吴萸，清火降逆，为治吞酸之主药。六一散用滑石、甘草，利水泻火，为治暑热之妙方。……故补则养阴，不补则清化。纵有辛温之法，皆非主体也。